Illustrations : Ann de Bode
Réalisation : Projectgroep Malmberg/Van In
Imprimé par KHL (Singapore)
Titre original : *Morgen ben ik weer beter*

ISBN 2.7438.0026.7.
Dépôt légal 96.01.32, mars 1996.

Loi n°49956 du 16 juillet 1949 sur les publications destinées à la jeunesse.

ANN DE BODE • RIEN BROERE

Demain, j'entre à l'hôpital

Collection Éclats de Vie

HATIER

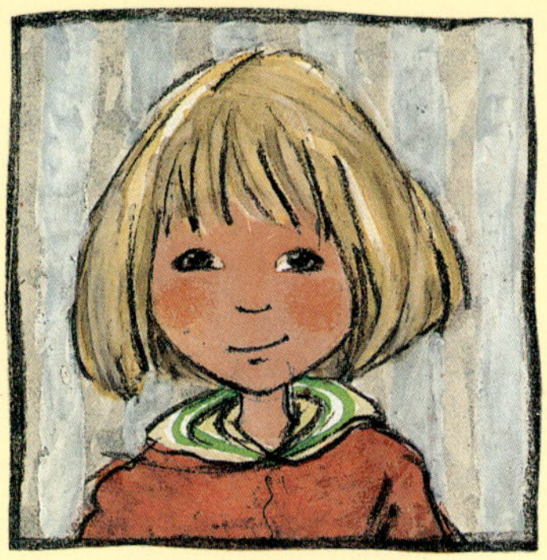

Pour Kim

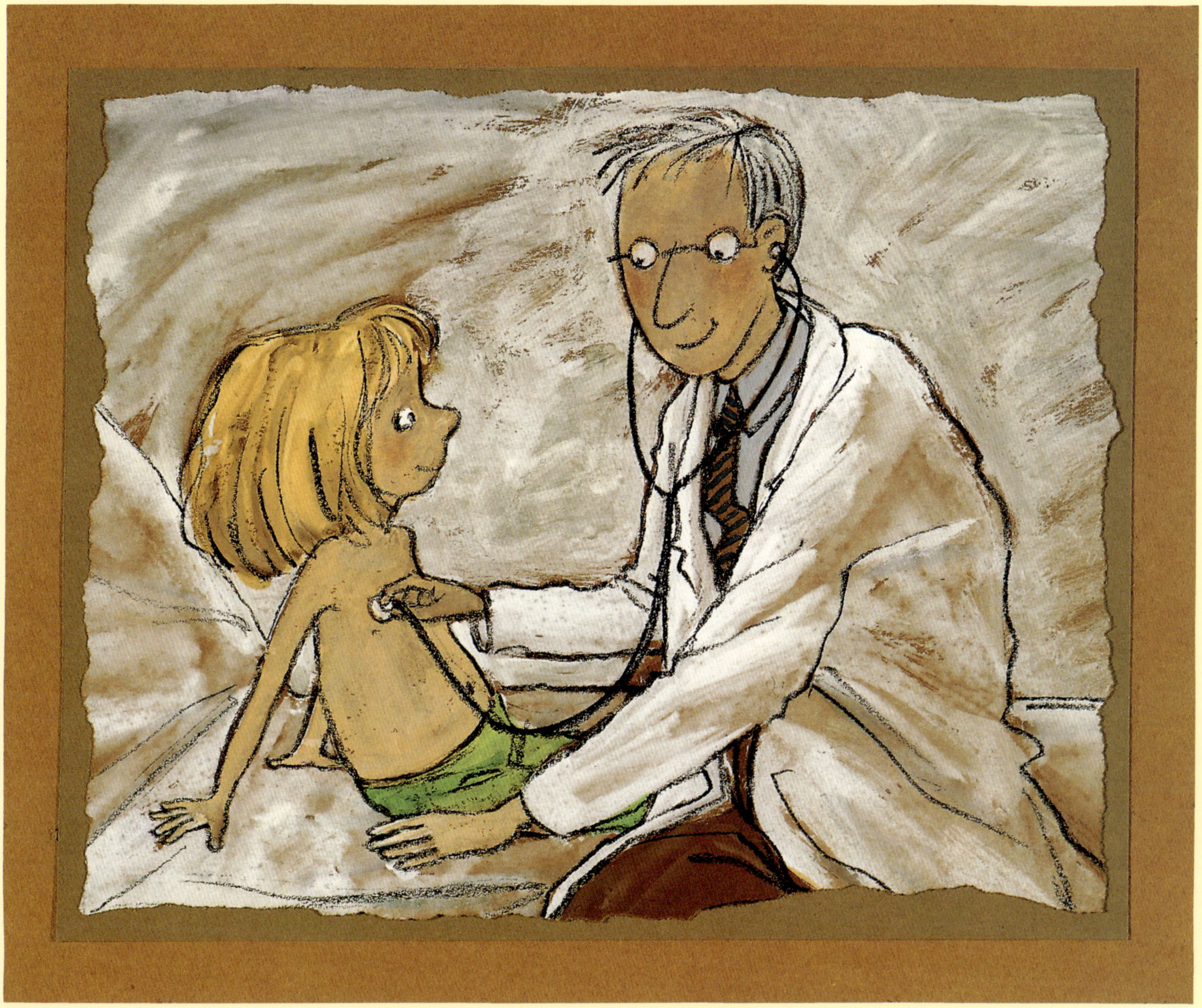

Le docteur est assis sur le bord du lit de Manon.
Elle est malade. Son petit cœur ne va pas très bien.
Alors, demain, elle entrera à l'hôpital.
Là, le docteur réparera ce qui ne va pas.
"Écoute bien", dit-il.
Manon entend battre son cœur.
"Pfft, pfft", résonne-t-il à son oreille.
"On dirait une pompe à vélo", songe Manon.

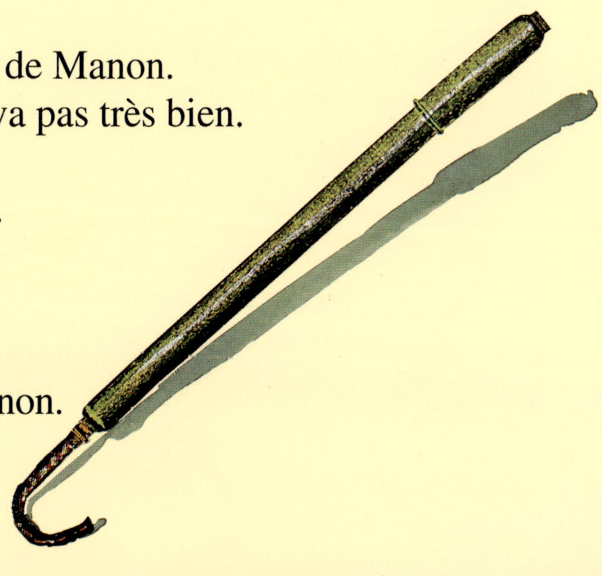

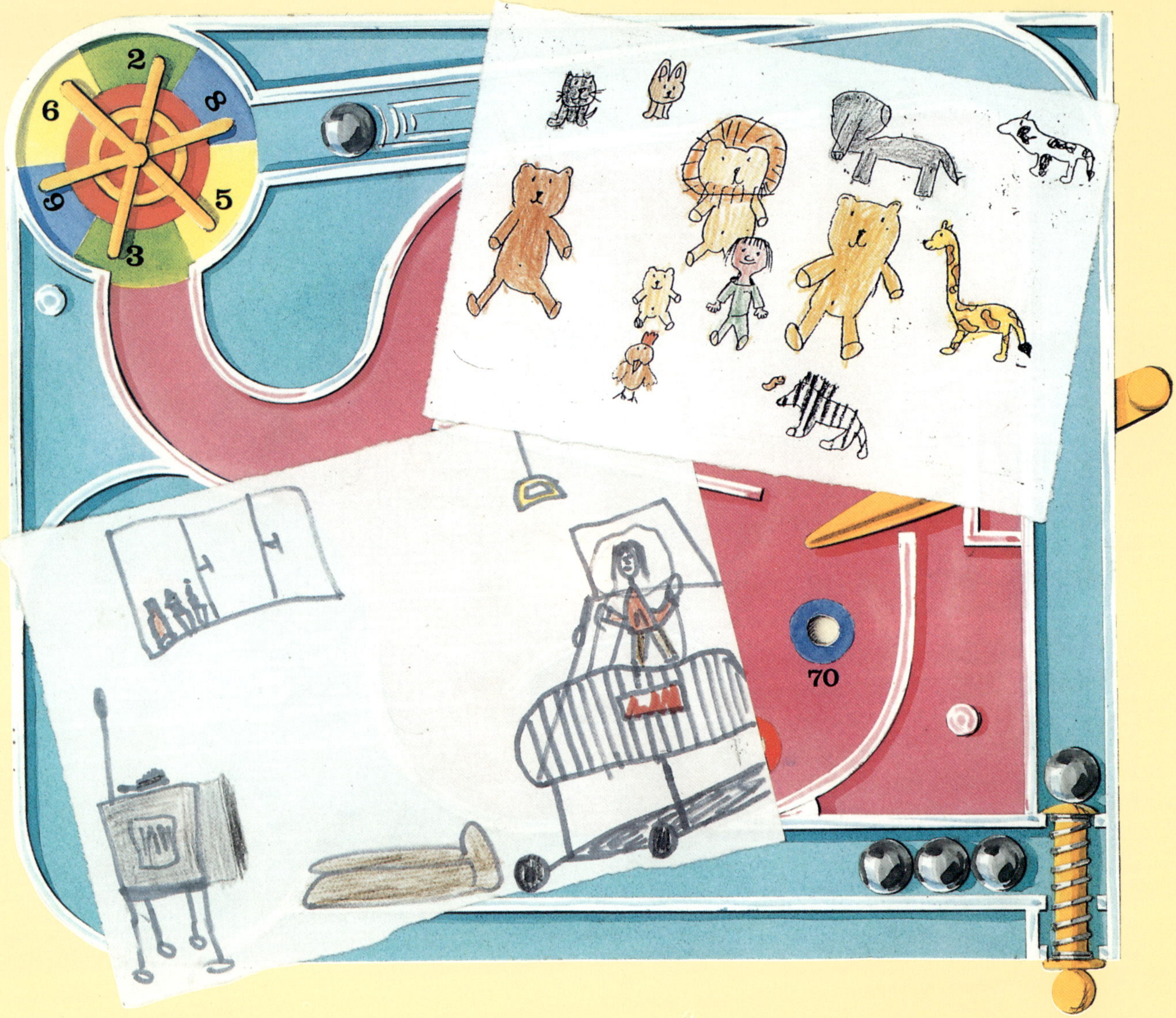

Manon fait sa valise.
Elle y a mis tout ce qu'elle voulait emporter.
Beaucoup de livres et de jouets,
et des crayons de couleur.
Son frère et sa sœur lui ont fait un joli dessin.
Nounours ne comprend pas très bien ce qui se passe.
"Reste bien près de moi, dit-elle,
n'aie pas peur, je vais guérir."

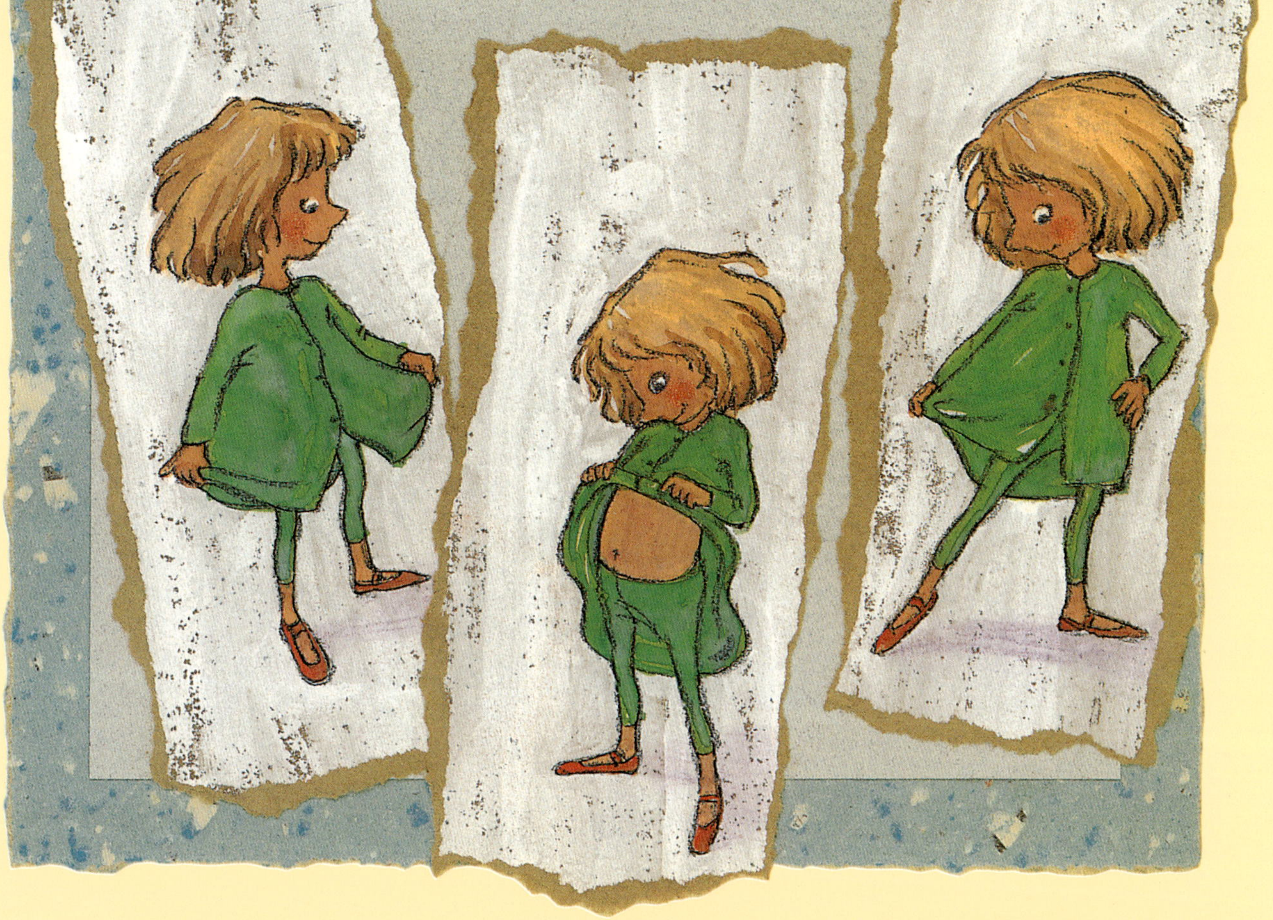

Manon regarde son pyjama tout neuf.
Maman l'a cousu pour elle,
avec des petits boutons devant.
Ainsi, on peut l'ouvrir complètement
et le docteur l'examinera plus facilement.
Nounours est très fier.
Il a le même pyjama que Manon,
et un vrai bonnet de nuit.

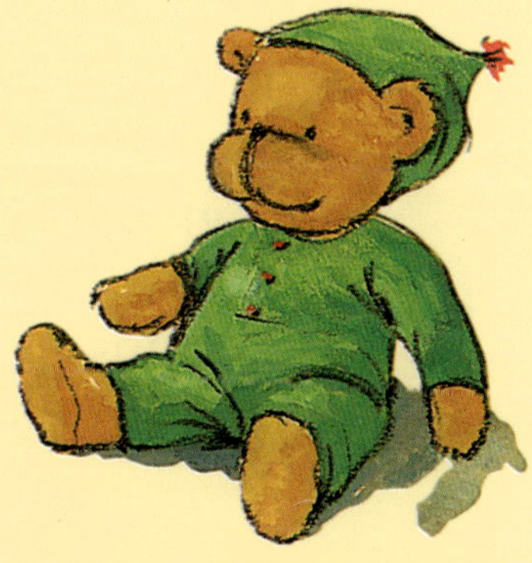

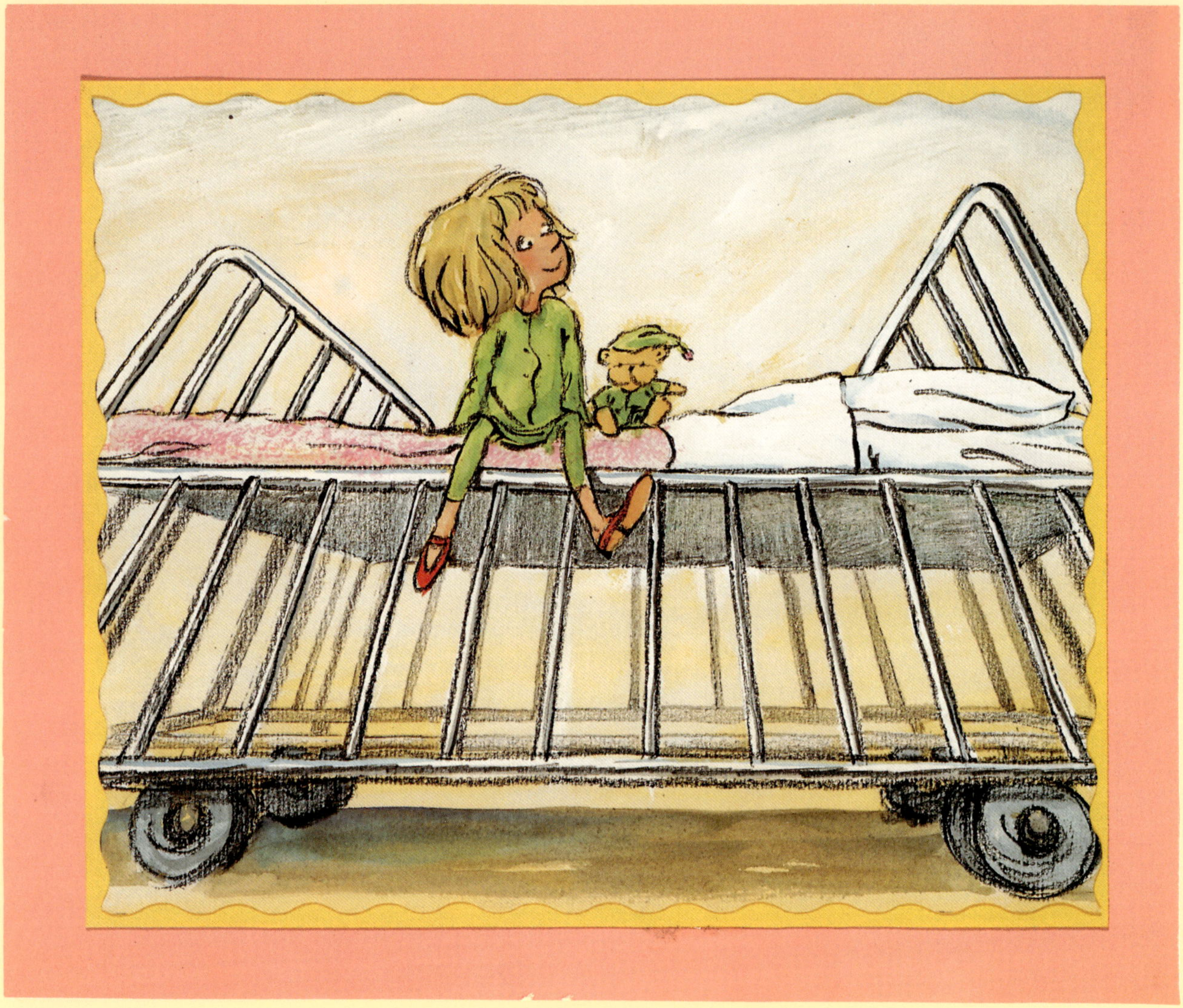

À l’hôpital, il y a une dame très gentille.
C’est une infirmière.
Elle explique à Manon ce qui va lui arriver.
“Regarde, dit Manon à Nounours,
quel grand lit j’ai !
Et avec de vraies roues dessous.
Tout à l’heure on ira rouler dans le couloir,
et tu viendras avec moi.”

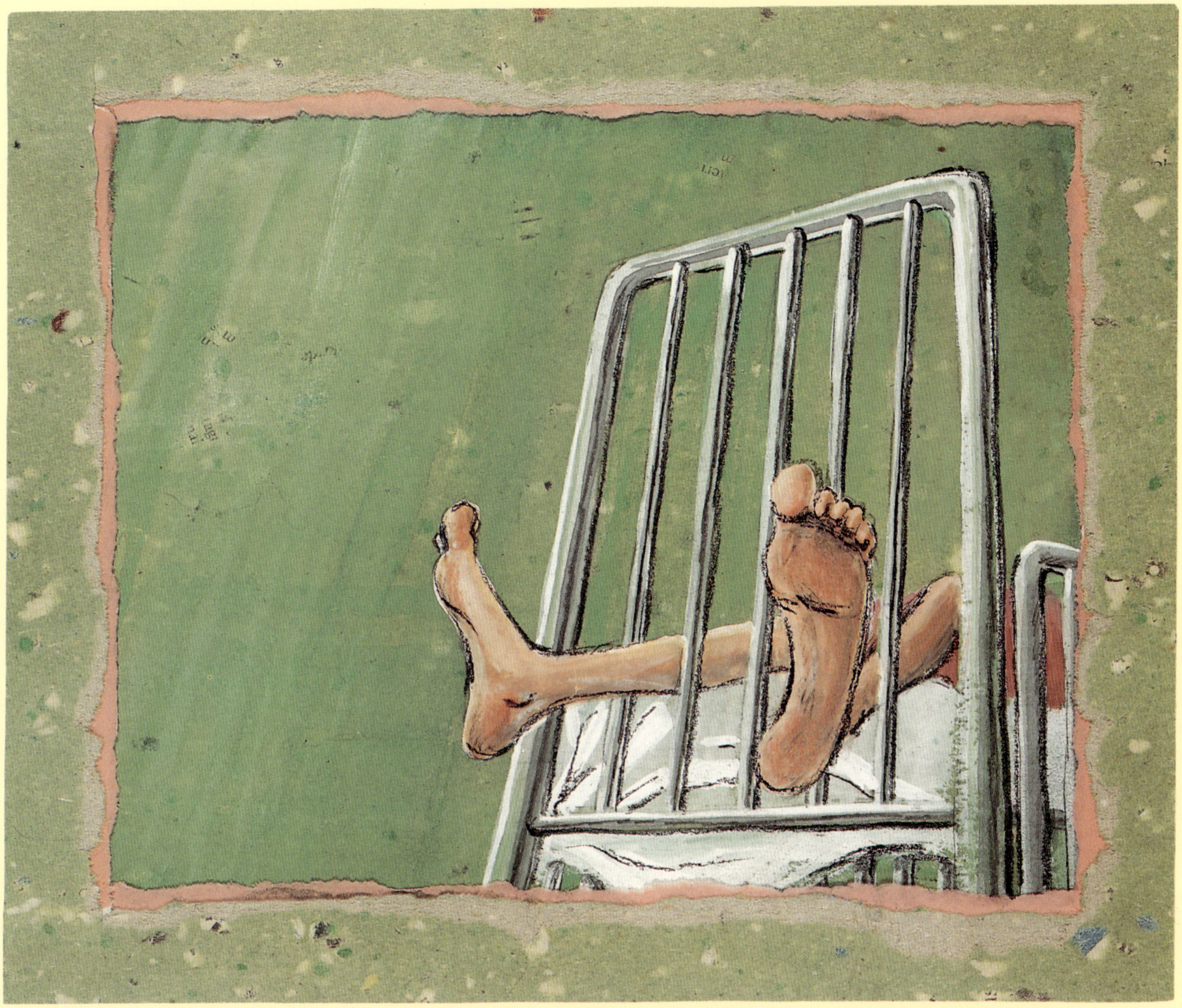

Maman est restée dormir avec Manon.
Elle a un lit magique.
D'abord c'est une chaise, puis maman dit : "Abracadabra !"
Elle tire d'une certaine manière,
et hop ! la chaise se transforme en lit.
"Et si on échangeait pour faire une farce aux docteurs ?"
demande Manon.
Mais le lit de Manon est trop petit pour maman.

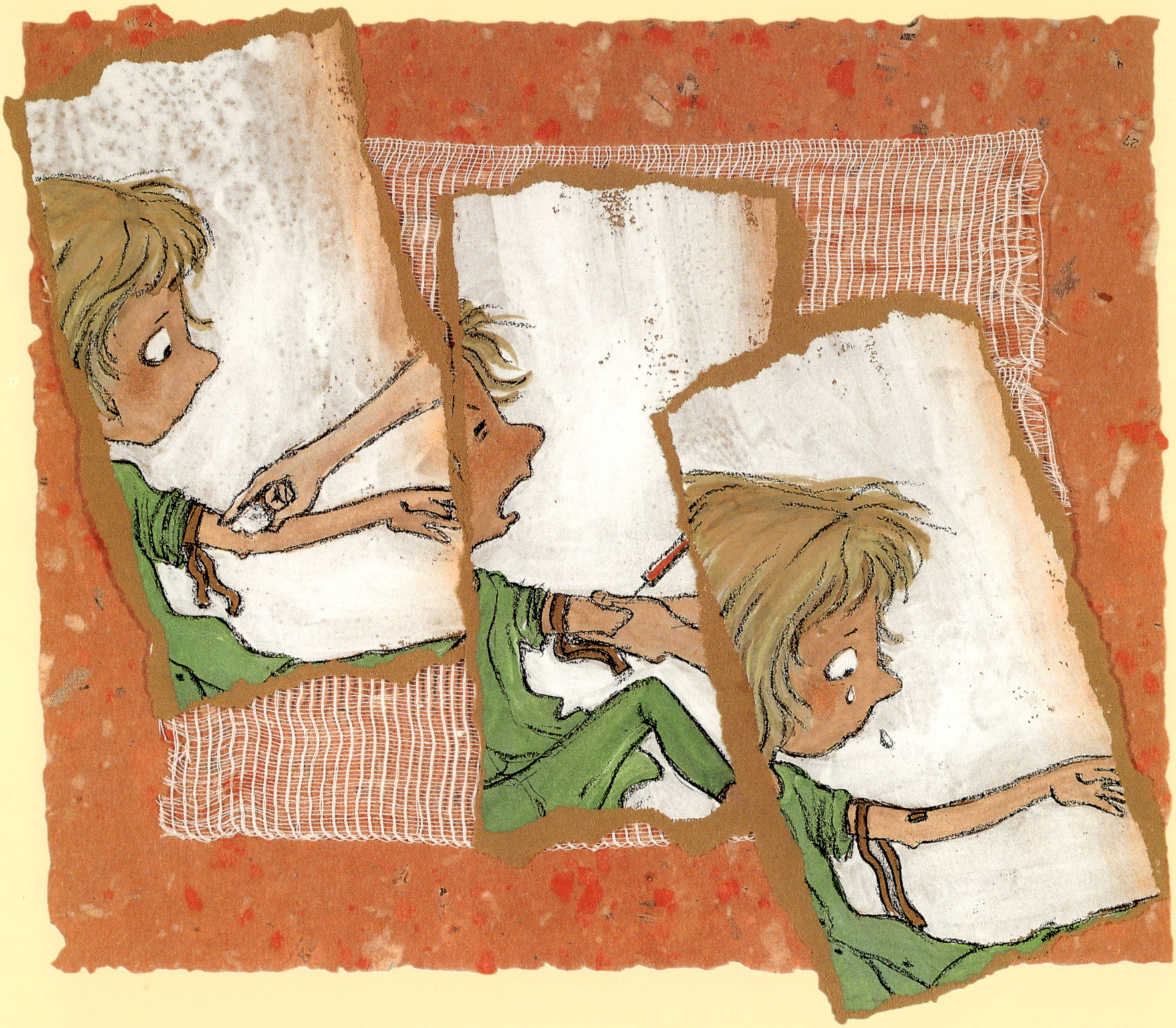

Manon ne trouve plus l'infirmière aussi gentille.
Celle-ci a besoin d'un peu de sang.
Alors elle lui fait une piqûre au bras.
Manon essaie d'être courageuse, mais elle est très fâchée.
"Tu vas voir, se dit-elle,
tout à l'heure je vais tout raconter à Nounours."

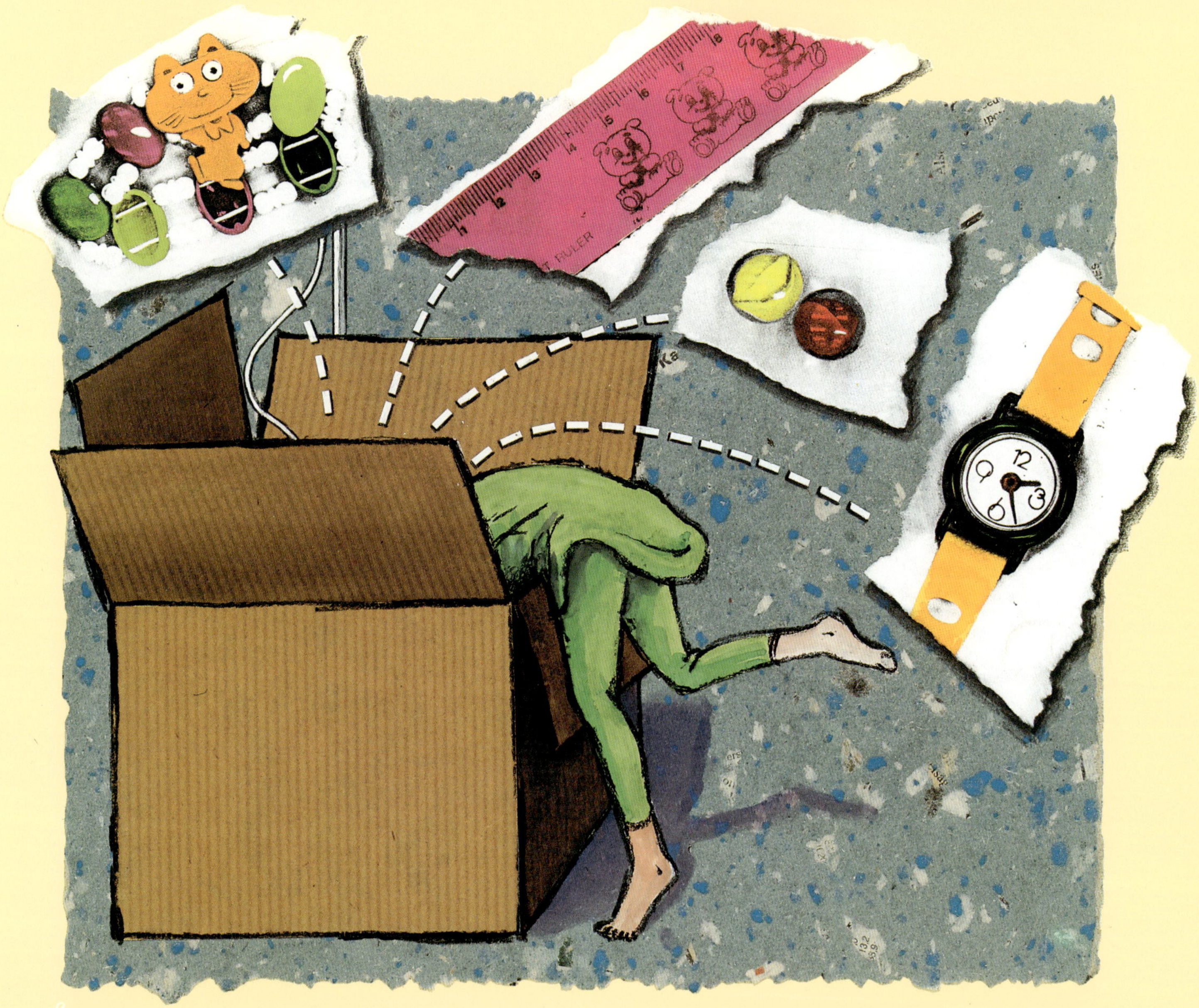

On a fixé un petit tuyau au bras de Manon.
Au bout du tuyau, il y en a un autre, relié à un sac.
Le sac pend à un porte-manteau sur roulettes.
L'infirmière a apporté une grosse boîte pleine de jouets.
Comme Manon a été très courageuse,
elle a le droit de choisir un jouet.

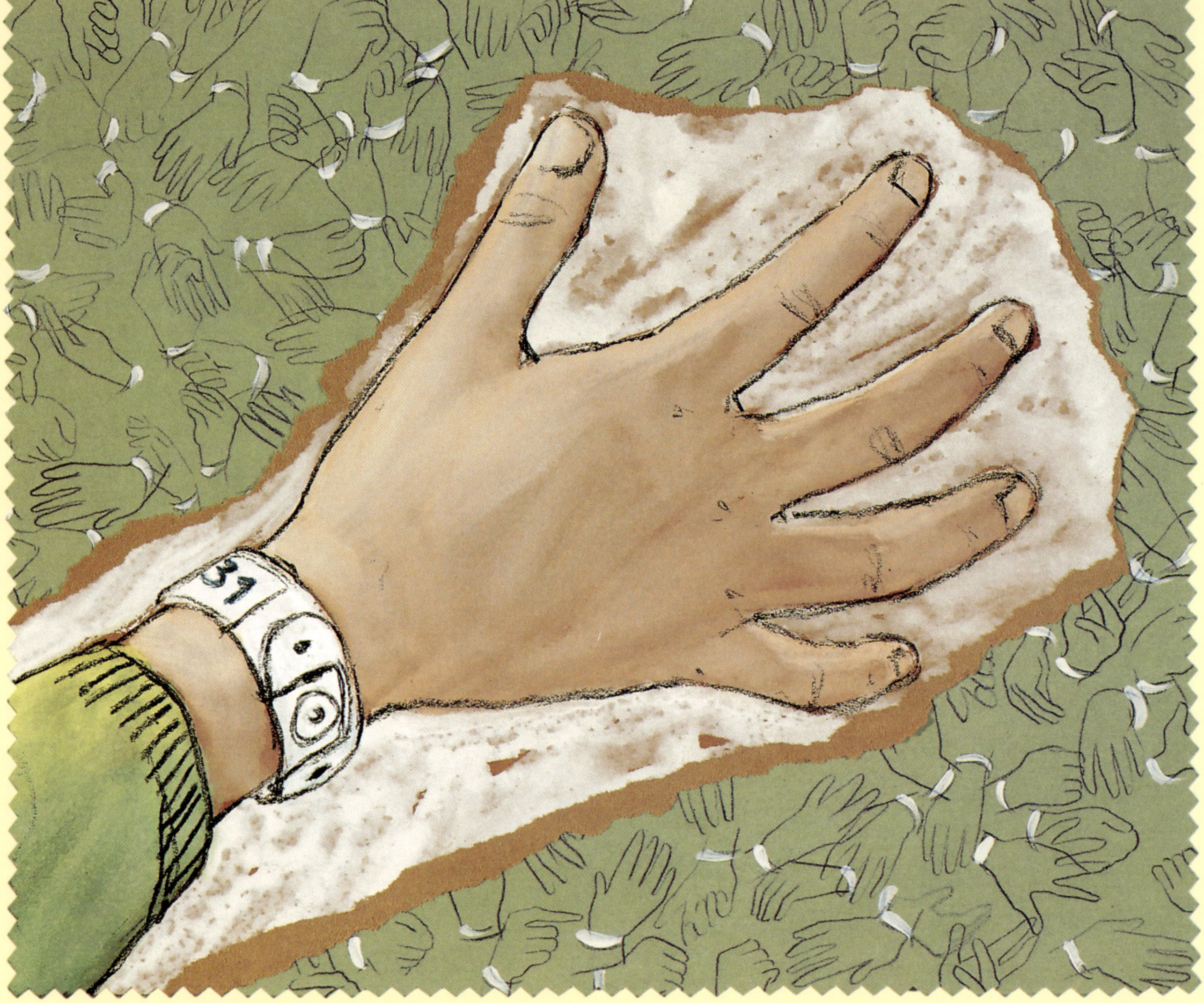

L’infirmière est revenue.
Elle s’installe près de Manon.
“Peut-être va-t-elle me donner un autre cadeau ? ” se dit Manon.
L’infirmière lui met un bracelet sur lequel
sont inscrits son nom et le numéro de sa chambre.
Bien sûr, Nounours a aussi reçu un bracelet.
Ils doivent tous les deux le porter
jusqu’au moment où ils rentreront à la maison.

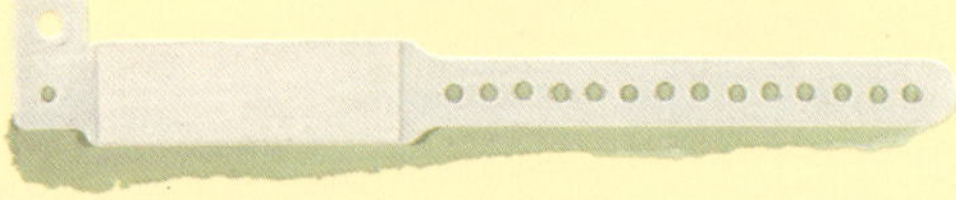

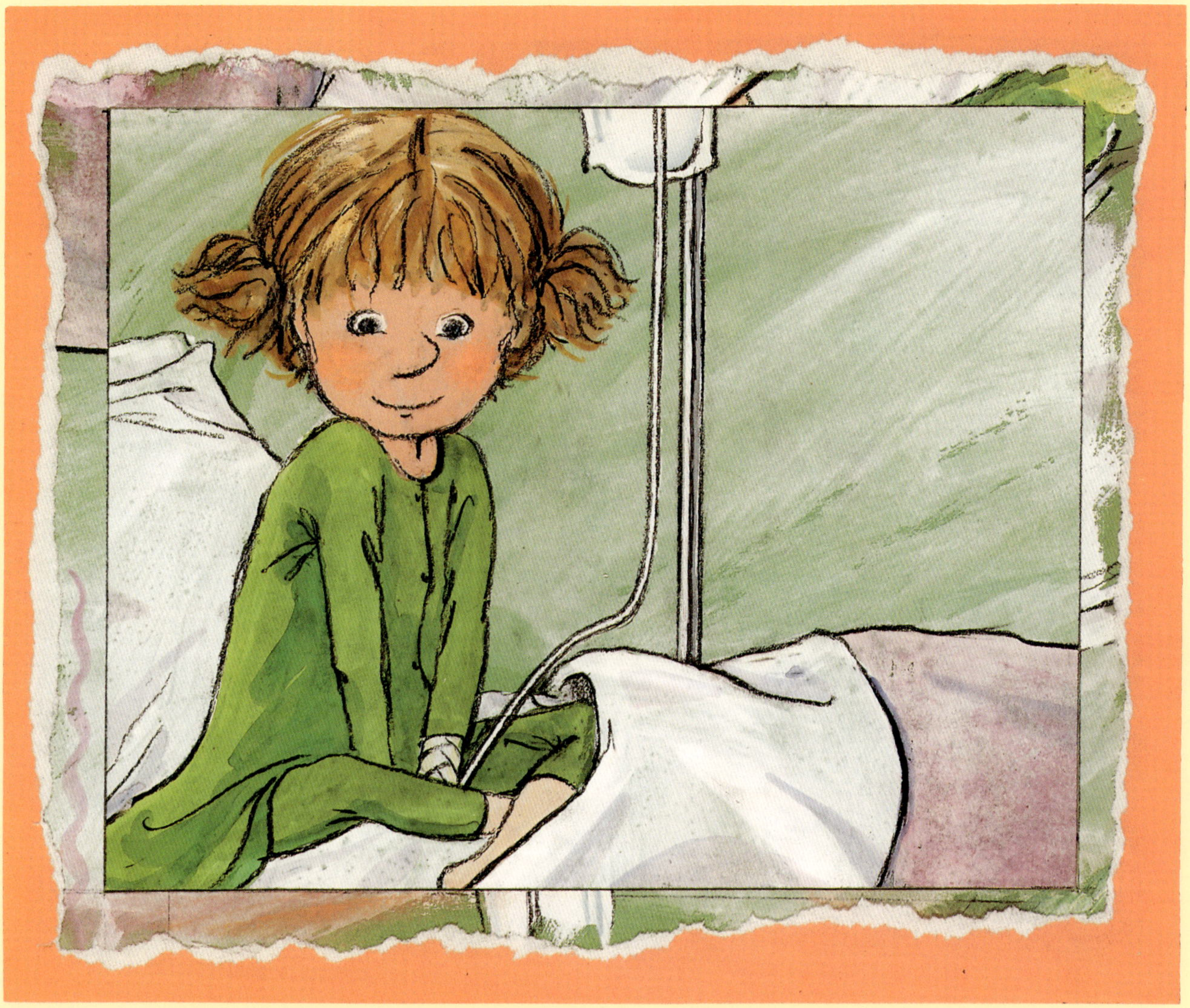

“Viens, dit maman, je vais te faire des couettes.”
“Mais pourquoi ?” demande Manon.
“Pour que tes cheveux ne s’emmêlent pas
quand tu dormiras tout à l’heure”, répond maman.
“Comme tu es belle”, dit-elle un peu plus tard.
Et elle embrasse très fort Manon.
Manon remarque que sa maman a les larmes aux yeux.
Son petit cœur se serre.

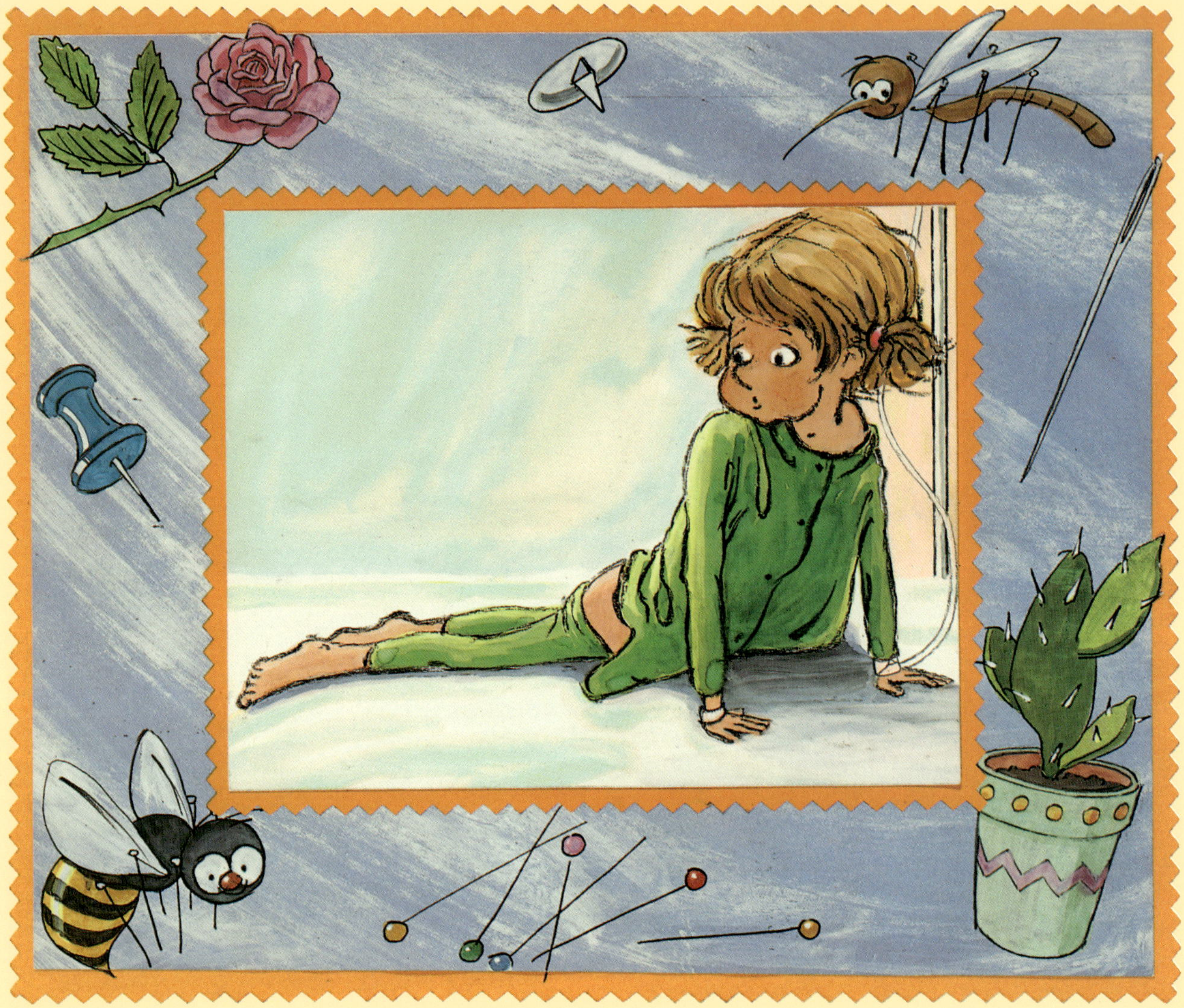

“Je vais te faire une piqûre, dit l’infirmière,
et puis tu vas dormir très profondément.”
“Si tu me fais une piqûre à la fesse, s’écrie Manon,
seule ma fesse va dormir,
et le reste va rester éveillé.”
Maman rit. “Respire bien fort, dit-elle,
et tu ne sentiras presque rien.”

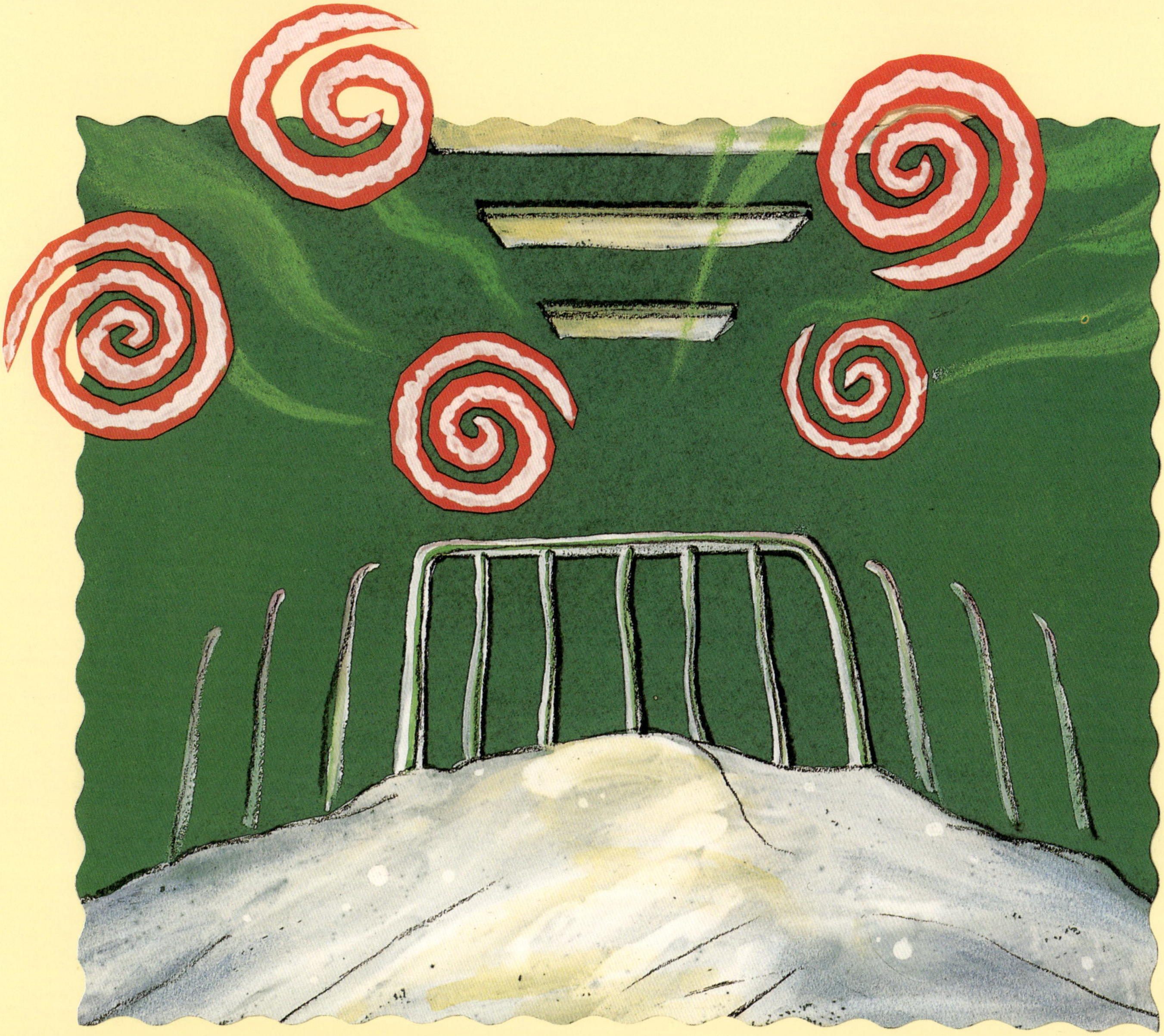

Le lit de Manon roule dans le couloir.
Maman et l'infirmière marchent à ses côtés.
"C'est amusant", pense Manon. Nounours est d'accord.
Un moment plus tard, elles arrivent près de gens en tablier vert.
Maman donne un gros, gros baiser à Manon.
Manon aimerait dire encore quelque chose,
mais ses yeux se ferment malgré elle.

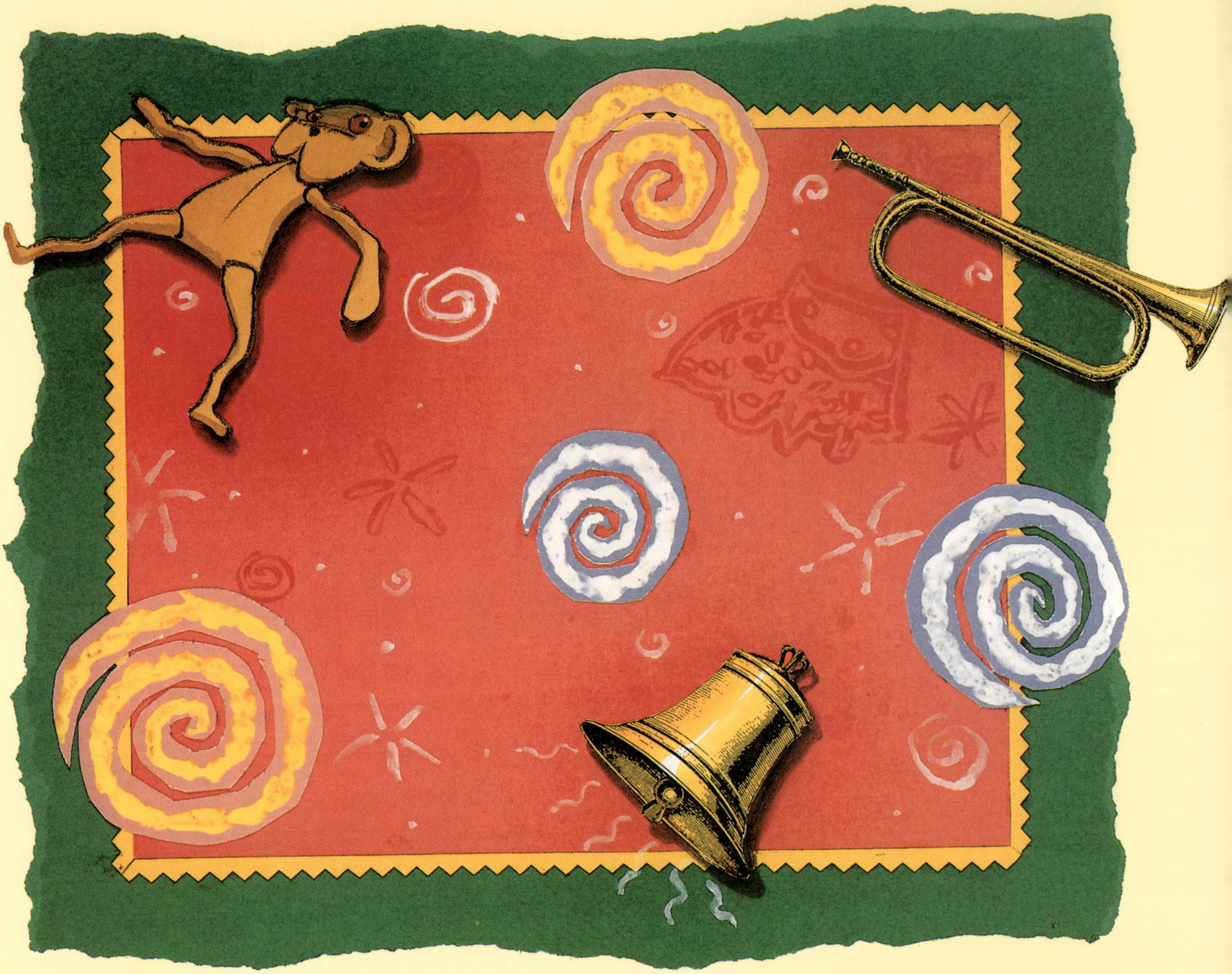

Les docteurs ont réparé le cœur de Manon.
Mais elle n’a rien vu de tout ça.
Elle n’a rien senti parce qu’elle dormait.
Quand elle se réveillera, tout à l’heure,
son cœur ira beaucoup mieux.
Avec Nounours à ses côtés,
rien de grave ne peut lui arriver.

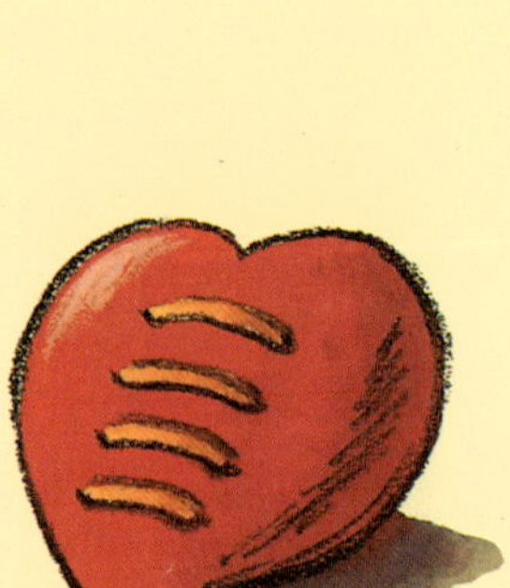

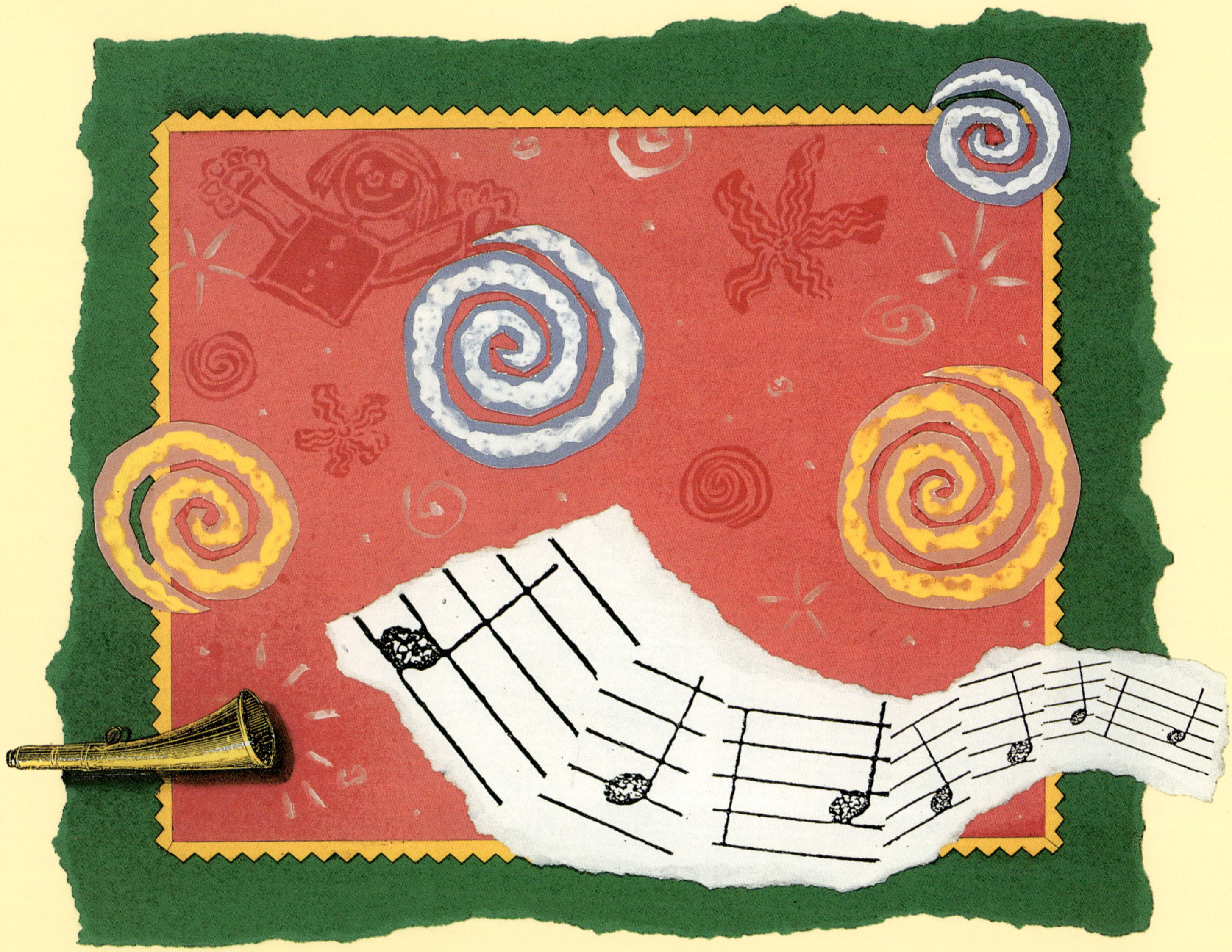

Elle entend comme une musique dans le lointain.
Ou une sonnette. Et des gens qui chuchotent.
Maman dit : “Je t’aime beaucoup.” Papa dit : “Moi aussi.”
Manon se sent engourdie. “Sommes-nous le midi ou le soir,
se demande-t-elle, et quand vais-je pouvoir dormir à la maison ?”
Manon va devoir se reposer très longtemps
et avaler beaucoup de médicaments et de sirops.

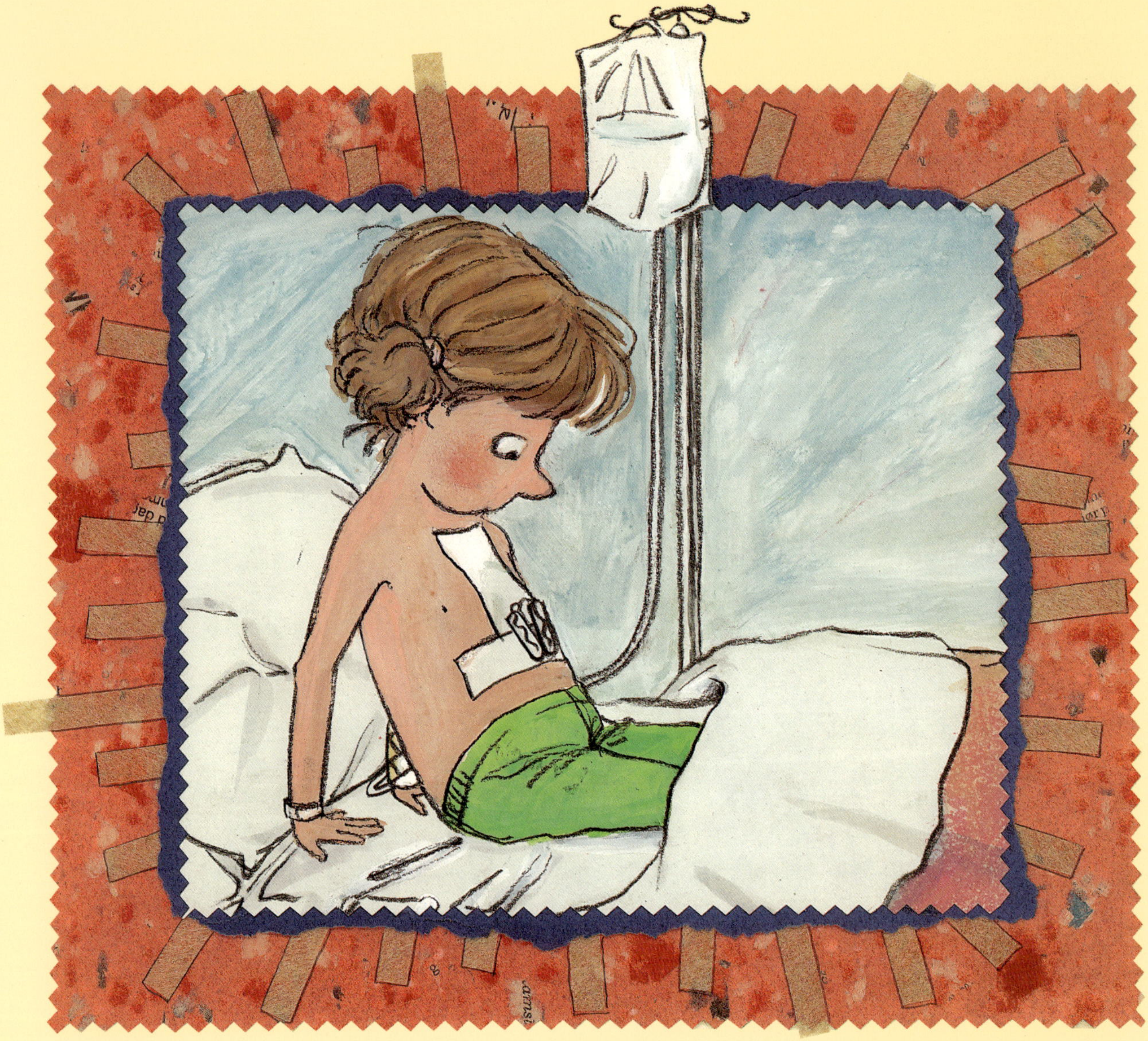

Il y a une grande cicatrice sur la poitrine de Manon.
On y a mis un grand sparadrap.
Sur son ventre, il y a deux petits sparadraps,
deux petits tuyaux, et des fils qui partent de là.
C’est le docteur qui a fait ça.
Nounours aussi a un sparadrap.
Ça, c’est le travail du docteur Manon.

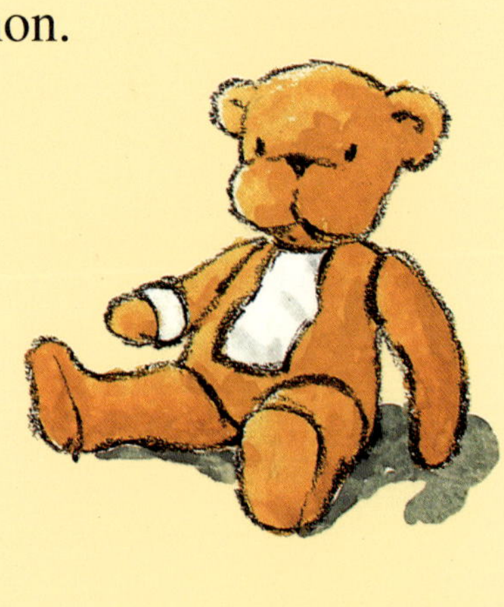

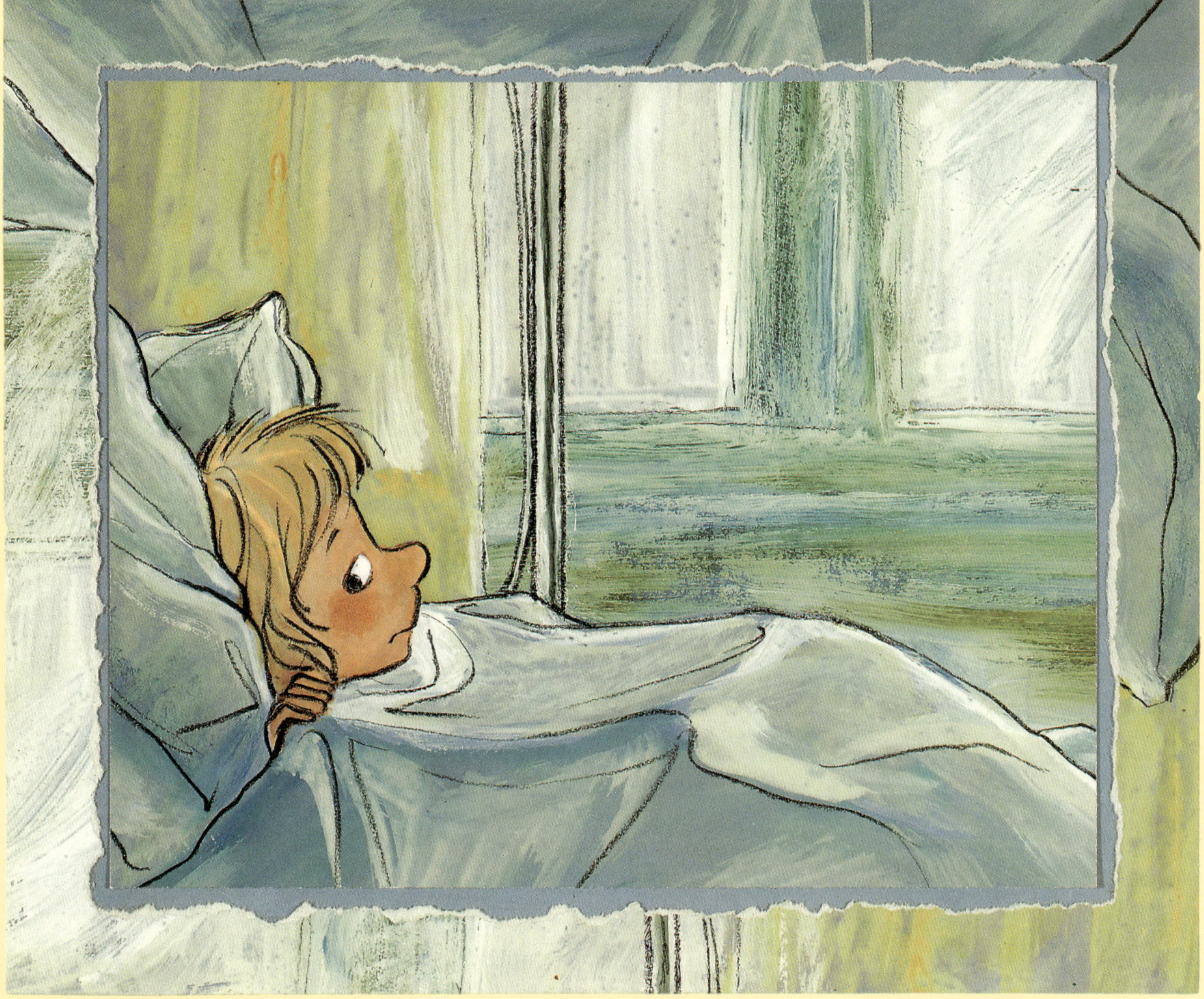

Quand Manon veut faire pipi, elle doit rester couchée.
L'infirmière apporte un récipient froid et le place sous elle.
"Je ne veux pas, dit Manon, je veux un pot."
"Un peu plus tard, dit l'infirmière, lorsque tu te sentiras mieux.
Mais maintenant, essaie comme ça."
L'infirmière a raison.
Sur un récipient froid, ça va aussi.

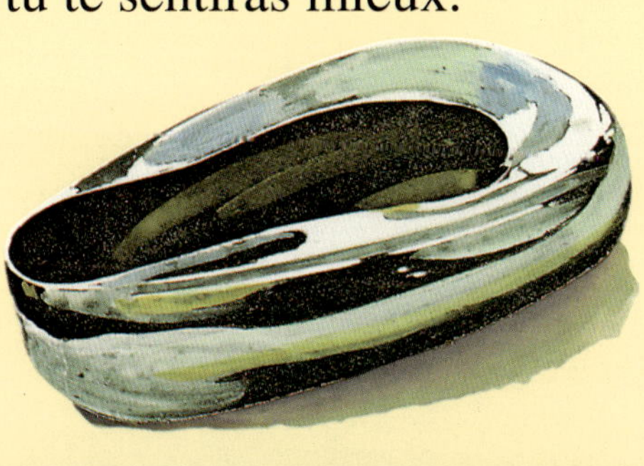

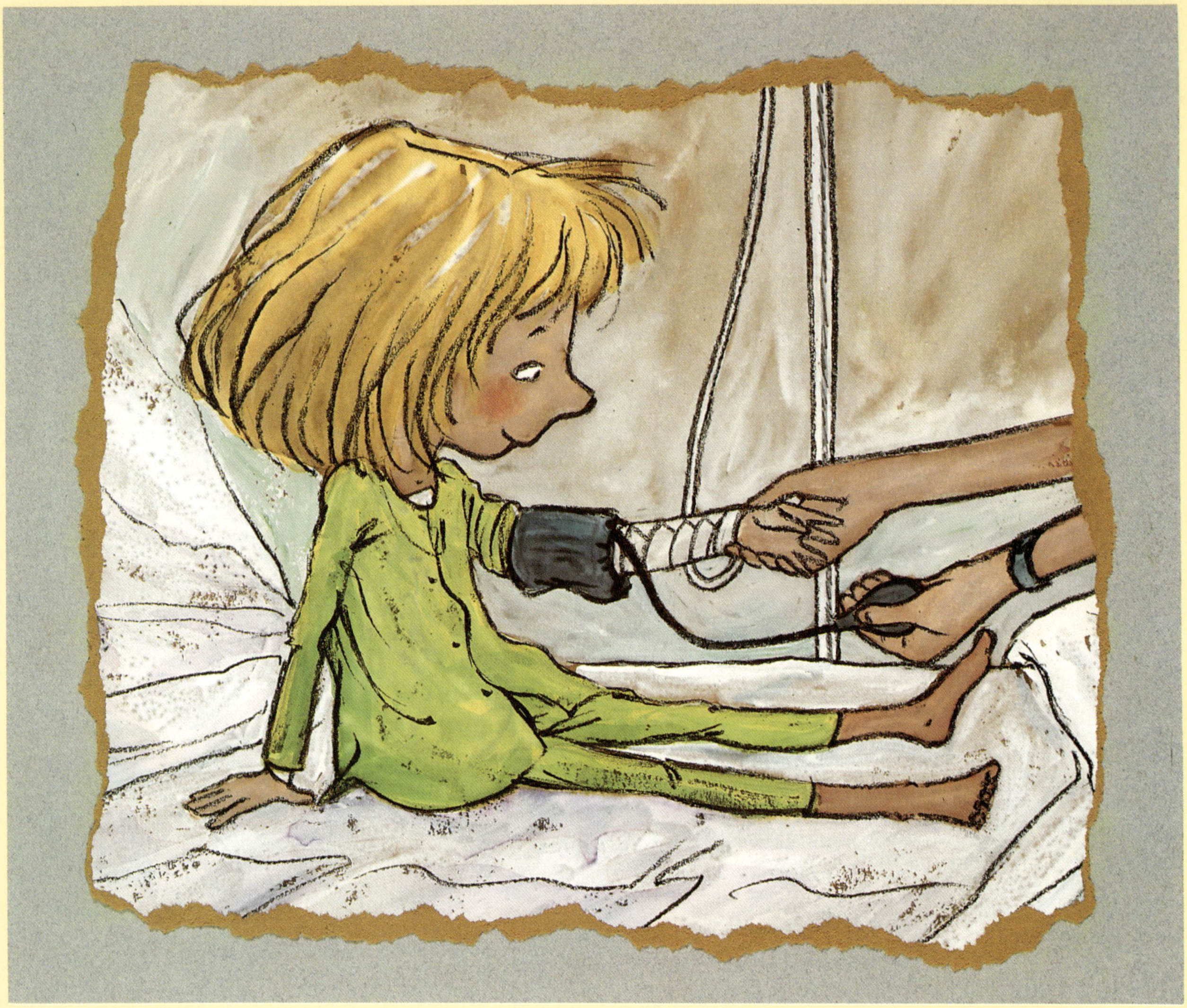

Trois fois par jour, l'infirmière enroule une bande
autour de son bras et pompe de l'air.
Elle peut ainsi calculer la pression du sang de Manon.
Ça serre un peu, mais cela ne fait pas mal.
Trois fois par jour aussi,
l'infirmière regarde si Manon a de la fièvre.
Comme ils se donnent du mal pour elle !

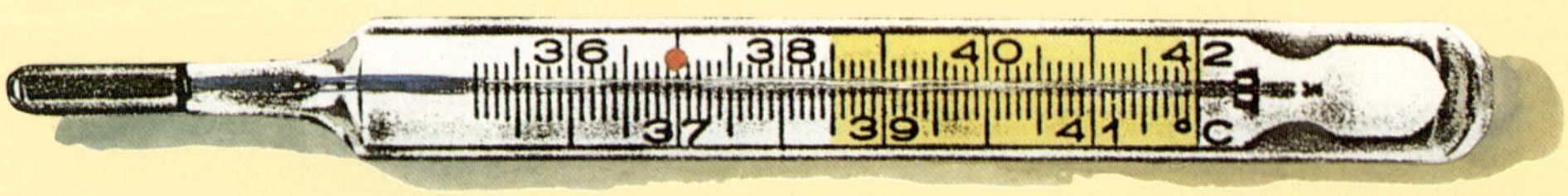

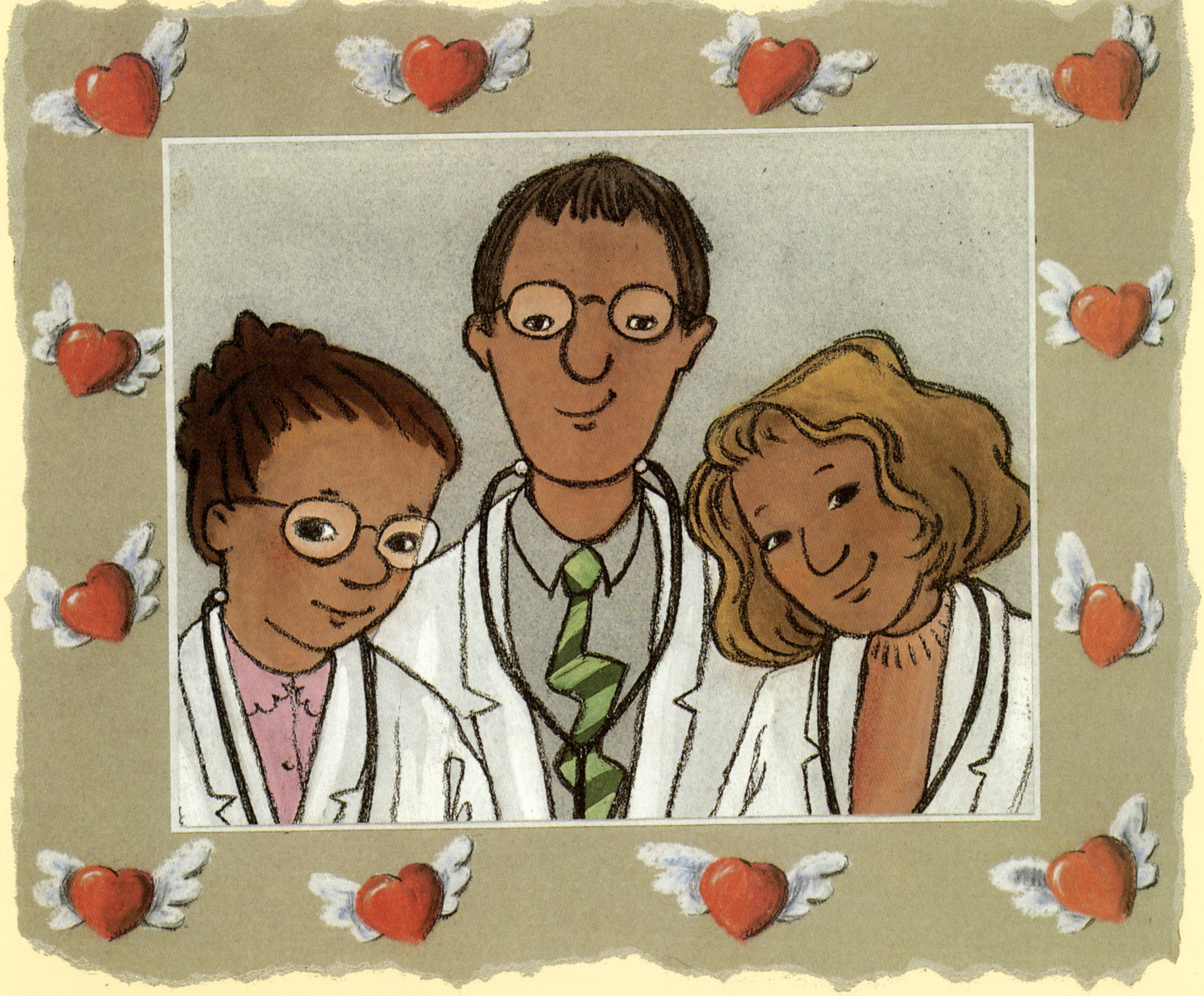

De nombreux médecins viennent voir Manon.
Ils veulent savoir si tout va bien, et ils parlent avec maman.
Ils disent des mots que Manon ne comprend pas.
Après leur départ, maman rit et la câline.
“Tu vas bien, mon trésor”, dit-elle,
et elle se met à pleurer doucement.
Manon donne un gros baiser à maman.

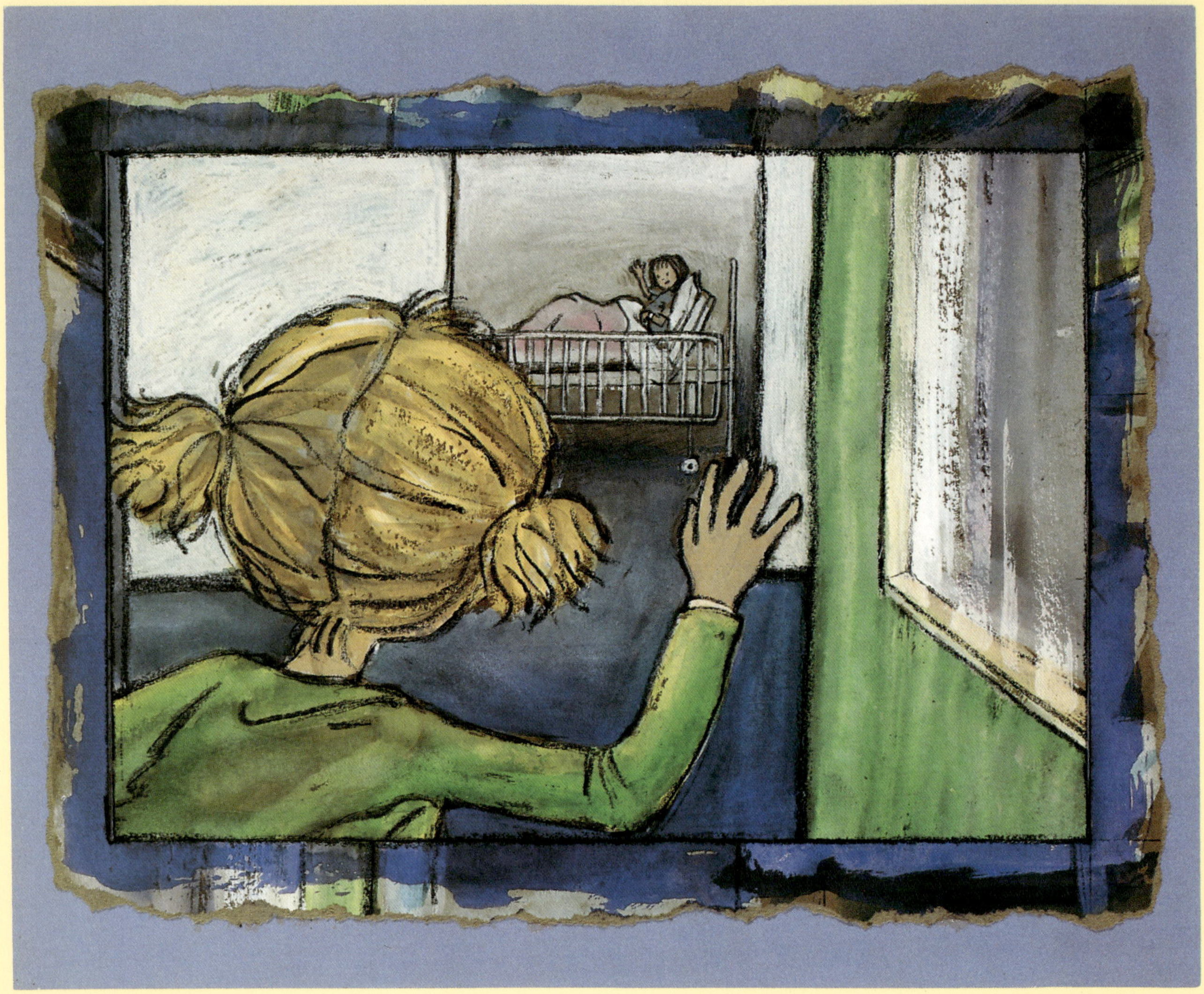

Manon est déjà depuis quelque temps à l'hôpital.
Elle s'y est même fait une amie qui s'appelle Line.
Lorsque les portes de leurs chambres sont ouvertes,
elles peuvent se voir.
Alors, elles se font des signes.
Maintenant le porte-manteau avec le petit sac est parti,
et Manon n'a plus de tuyau au poignet.

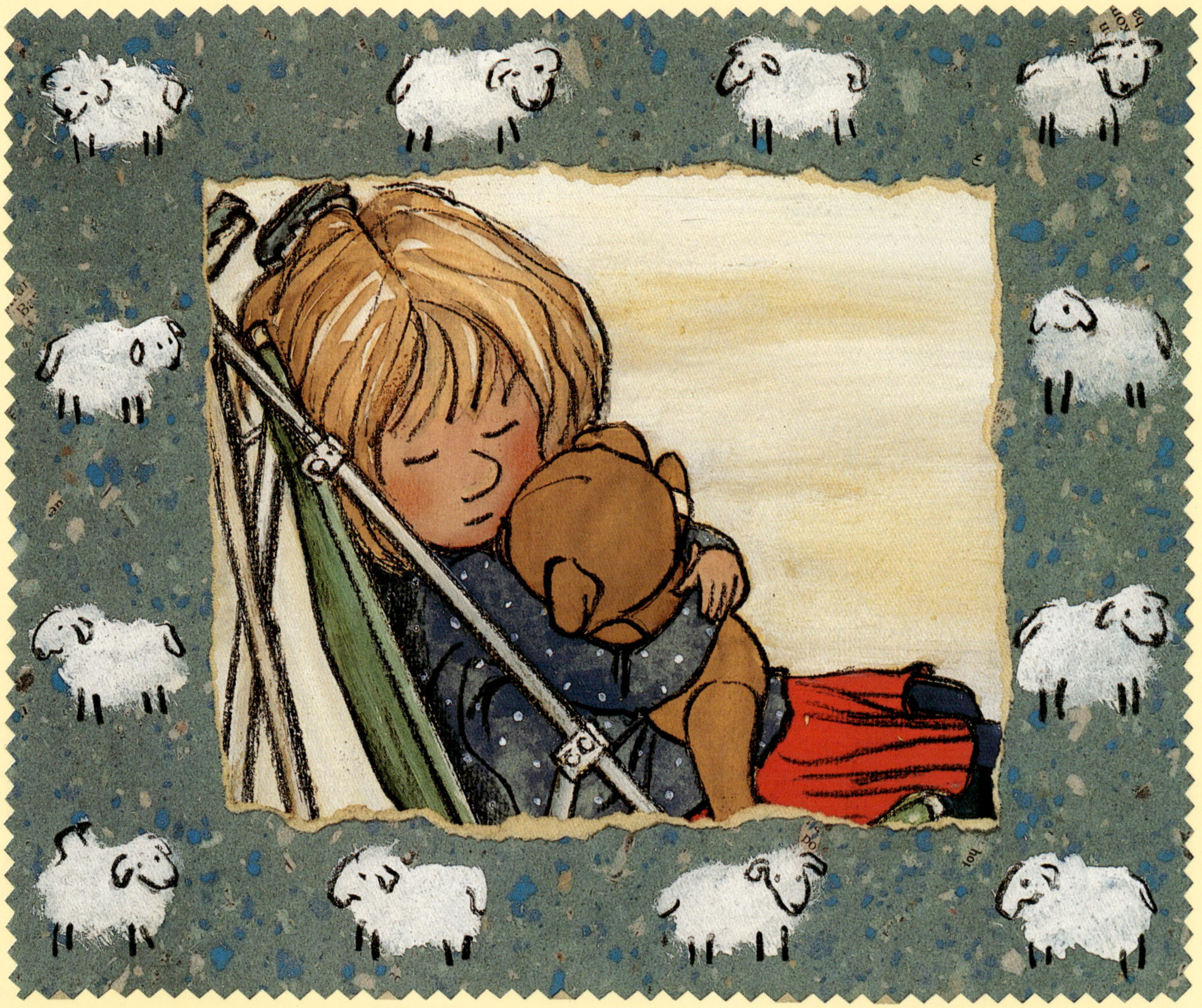

De temps en temps, Manon peut sortir de son lit.
Mais pas longtemps. La cicatrice tire un peu.
Manon a l'impression que sa peau est trop tendue.
Maintenant, fini le pyjama !
"Tu peux choisir comment t'habiller", dit maman.
Elles font une petite promenade.
Nounours est de la fête, évidemment.

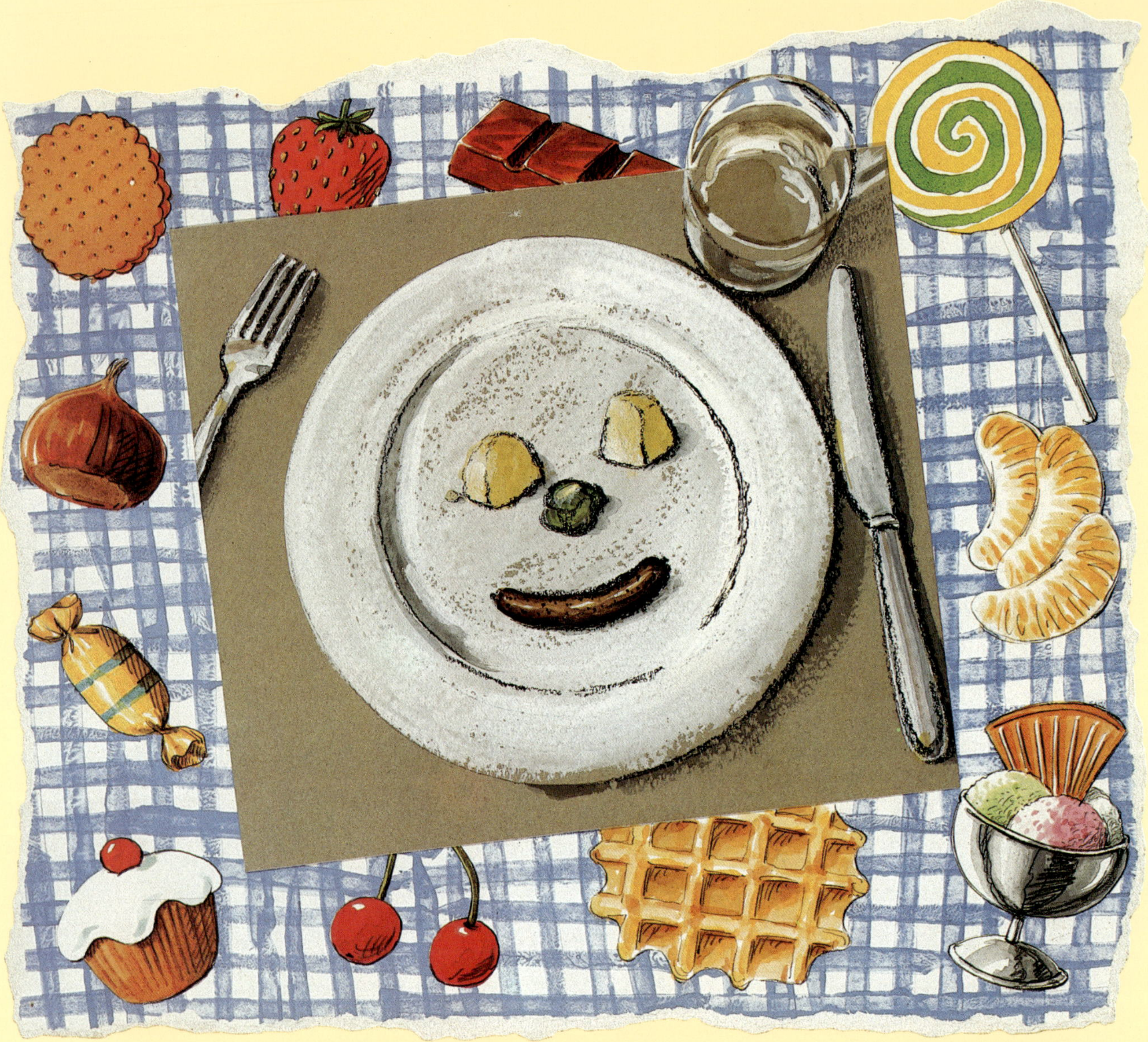

“Je n’ai pas faim”, dit Manon.
Pour l’amuser, maman dessine un visage
dans l’assiette de Manon.
Mais Manon n’a toujours pas d’appétit.
“Alors il faut boire quelque chose, dit maman,
et puis essaie de manger un tout petit peu.”
“Ah si je pouvais avoir un bonbon”, se dit Manon.

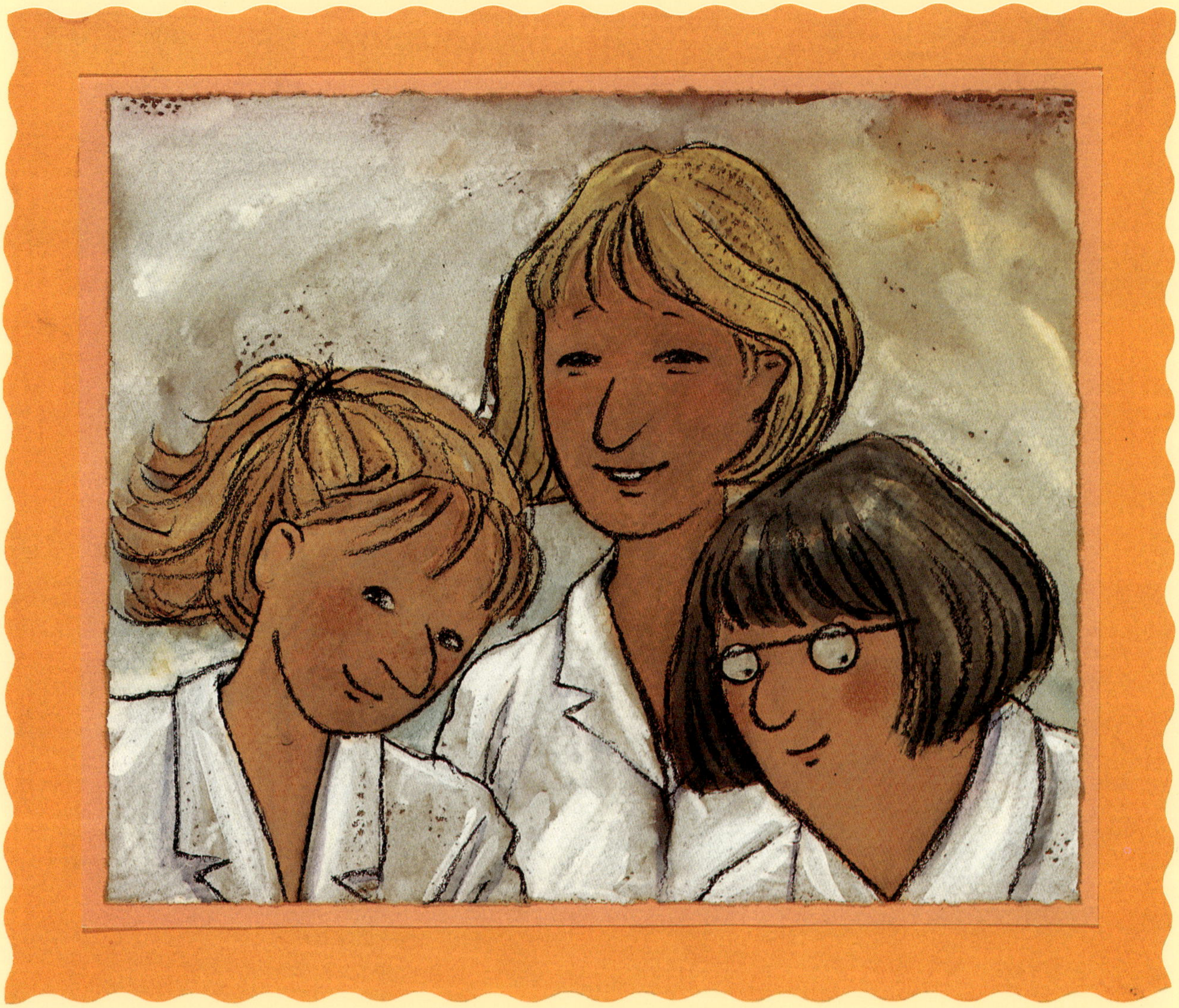

“Viens avec moi dans la cuisine”, dit l’infirmière.
Manon peut choisir ce qu’elle veut manger.
“Je n’ai pas faim”, dit-elle.
“Attends”, dit une autre infirmière.
Elle lui prépare un pot de yaourt.
Mais Manon le laisse là.
Elle n’a vraiment envie de rien.

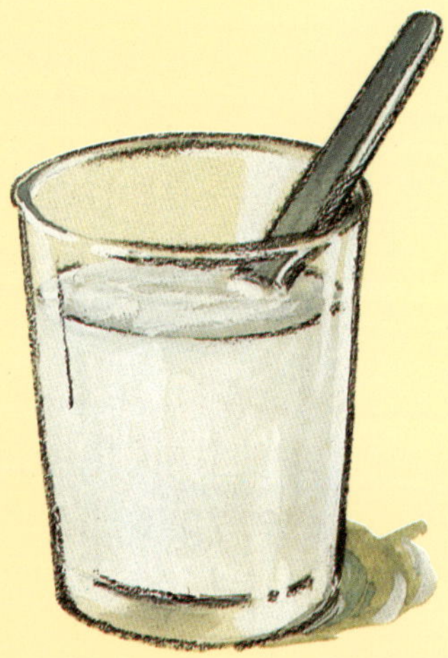

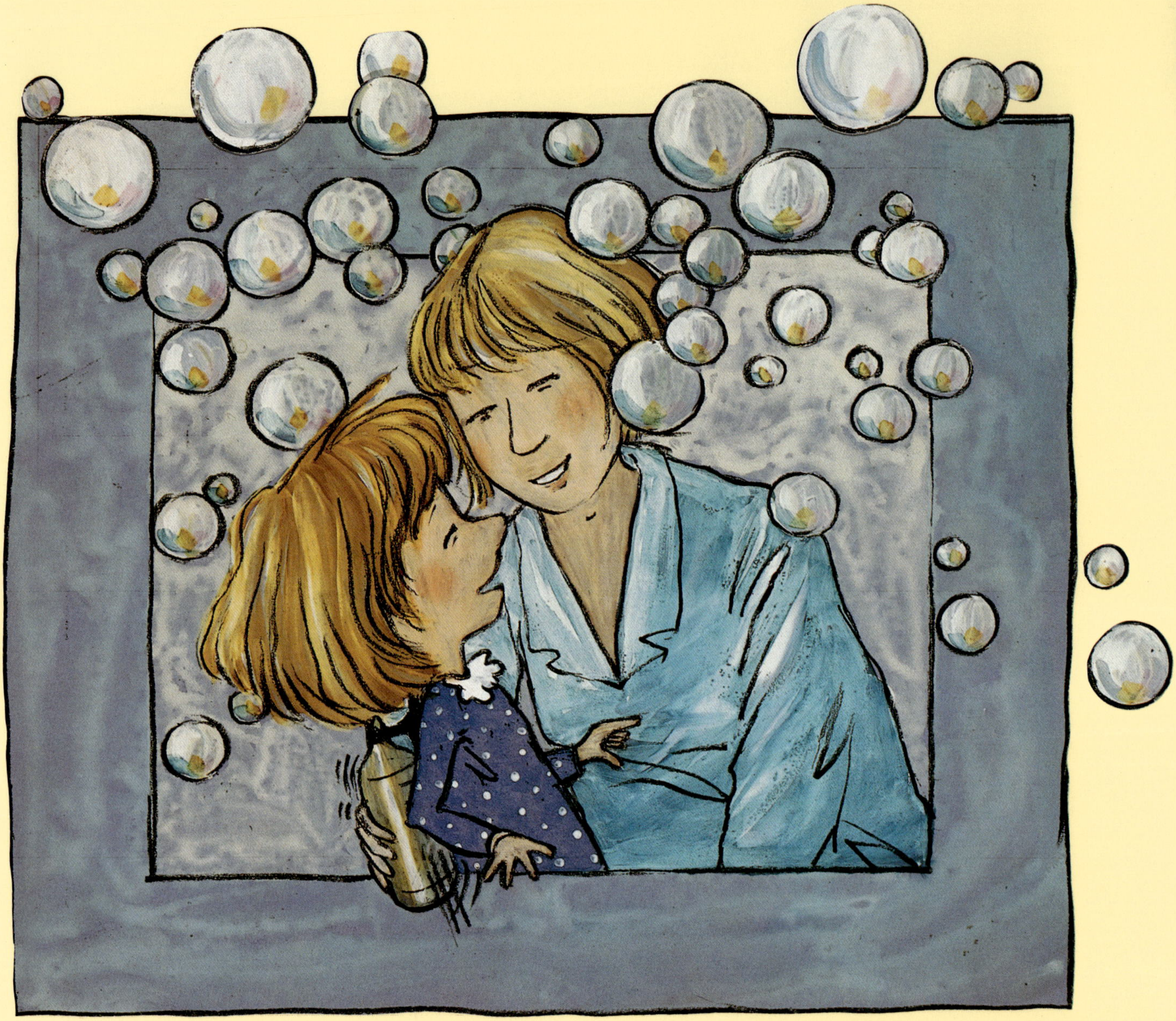

Chaque jour, une dame vient vérifier, avec un appareil étrange,
si les poumons de Manon fonctionnent bien.
Lorsqu'elle met l'appareil en marche, ça commence à vibrer.
Et, à chaque fois, ça fait rire Manon.
Manon appelle ça la "petite heure des chatouilles".
Lorsqu'elle est prête, Manon doit souffler dans l'eau
et faire des bulles.
Beaucoup. Autant qu'elle peut.

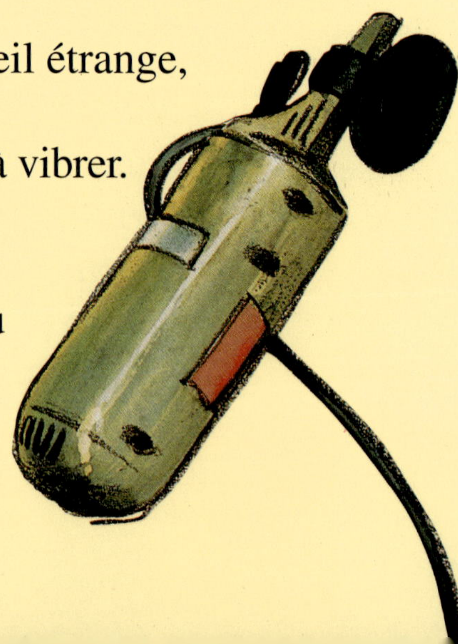

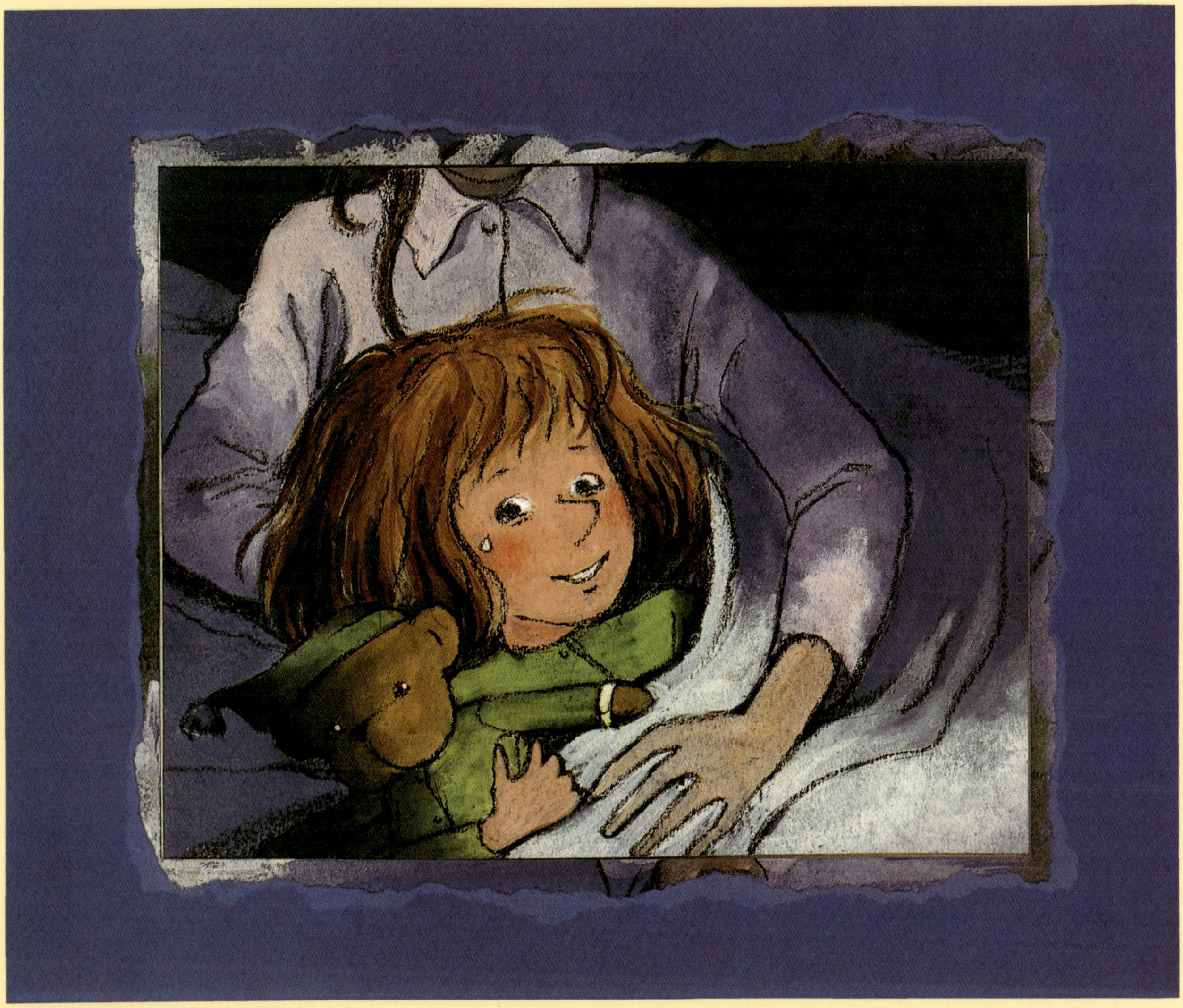

Il fait nuit. On n'entend presque rien.
Seuls quelques sanglots s'échappent du lit de Manon.
Papa lui manque et son frère et sa sœur aussi.
"Viens dans mon lit", dit maman.
Manon se serre contre elle.
L'infirmière sursaute quand elle voit
que le lit de Manon est vide.
Ça fait rire Manon et maman.

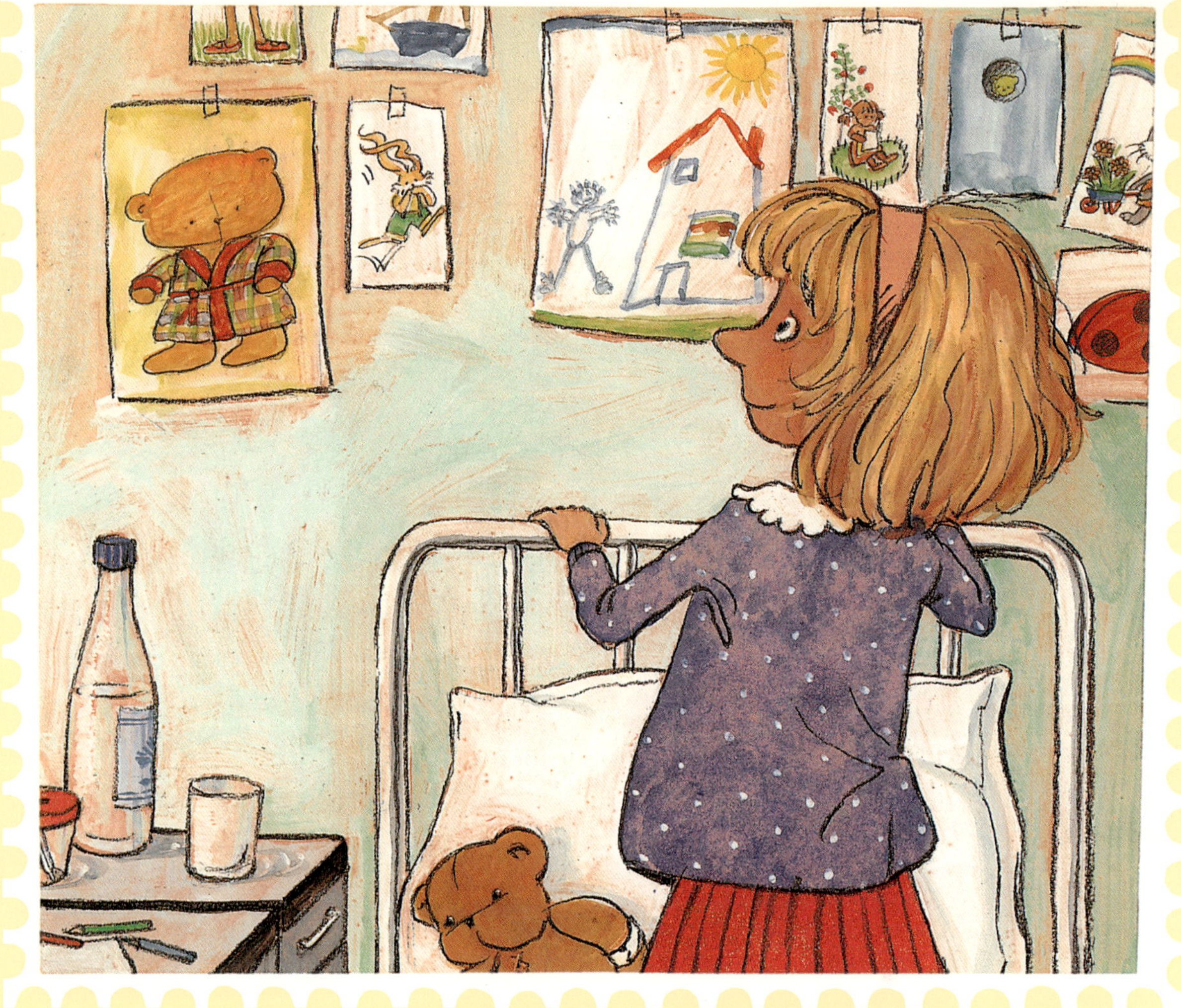

Manon a reçu de nombreuses cartes postales.
Celles de ses camarades de classe et de son institutrice.
Et celles des tantes, des oncles et de tous les voisins.
Elle ne peut plus les compter. Elle les a accrochées au-dessus de son lit et le mur en est presque entièrement couvert.
Manon les regarde souvent.
Rien qu'en les regardant, elle se sent déjà mieux.

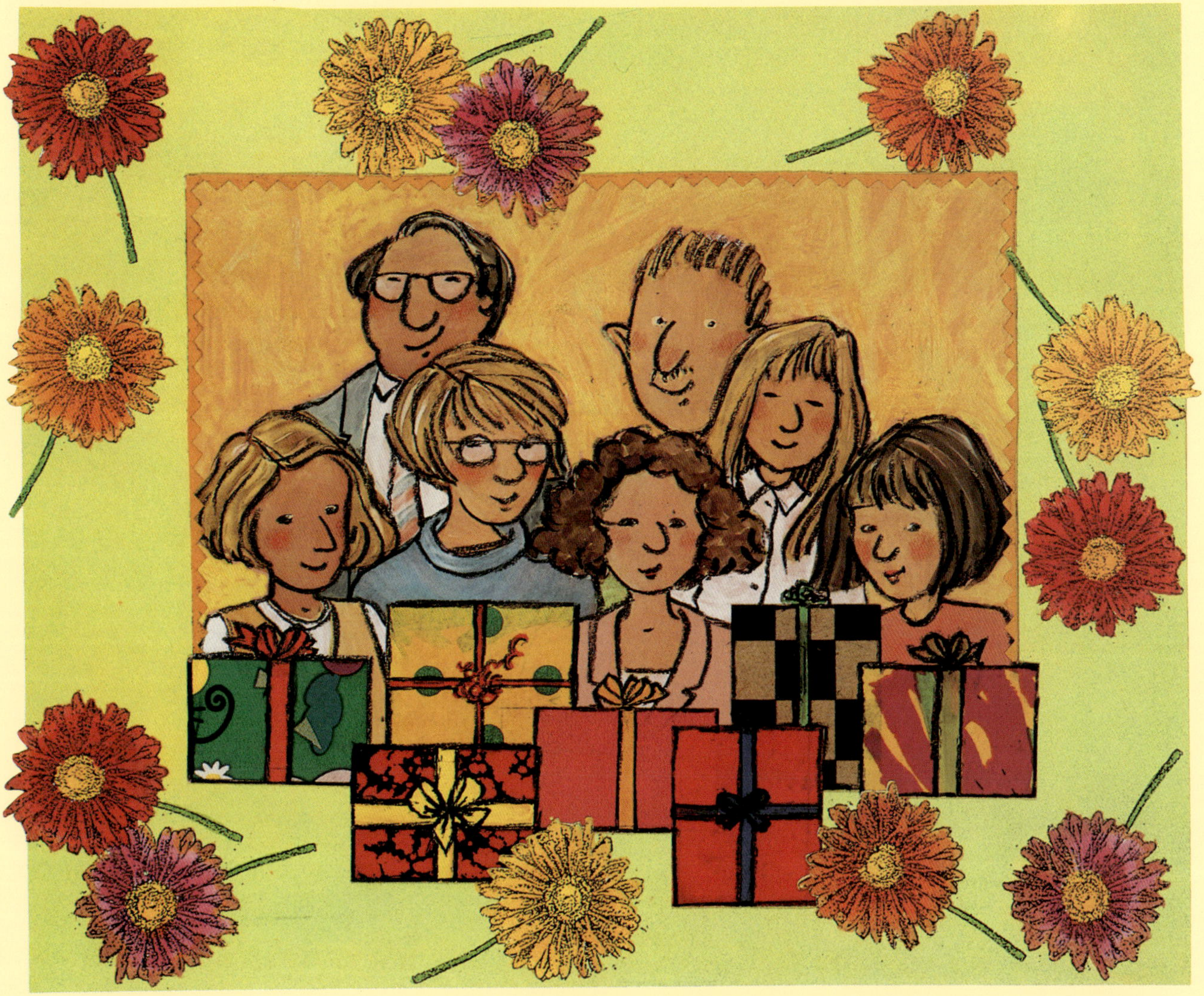

Manon a beaucoup de visites.
Oncle Frank et tante Pauline sont venus.
Et même tante Margot et Kris, et beaucoup d'autres.
Ils apportent tous un petit cadeau.
"Comme tu es courageuse !" lui disent-ils.
Manon trouvc ça chouette d'avoir des visites,
mais elle se fatigue encore très vite.

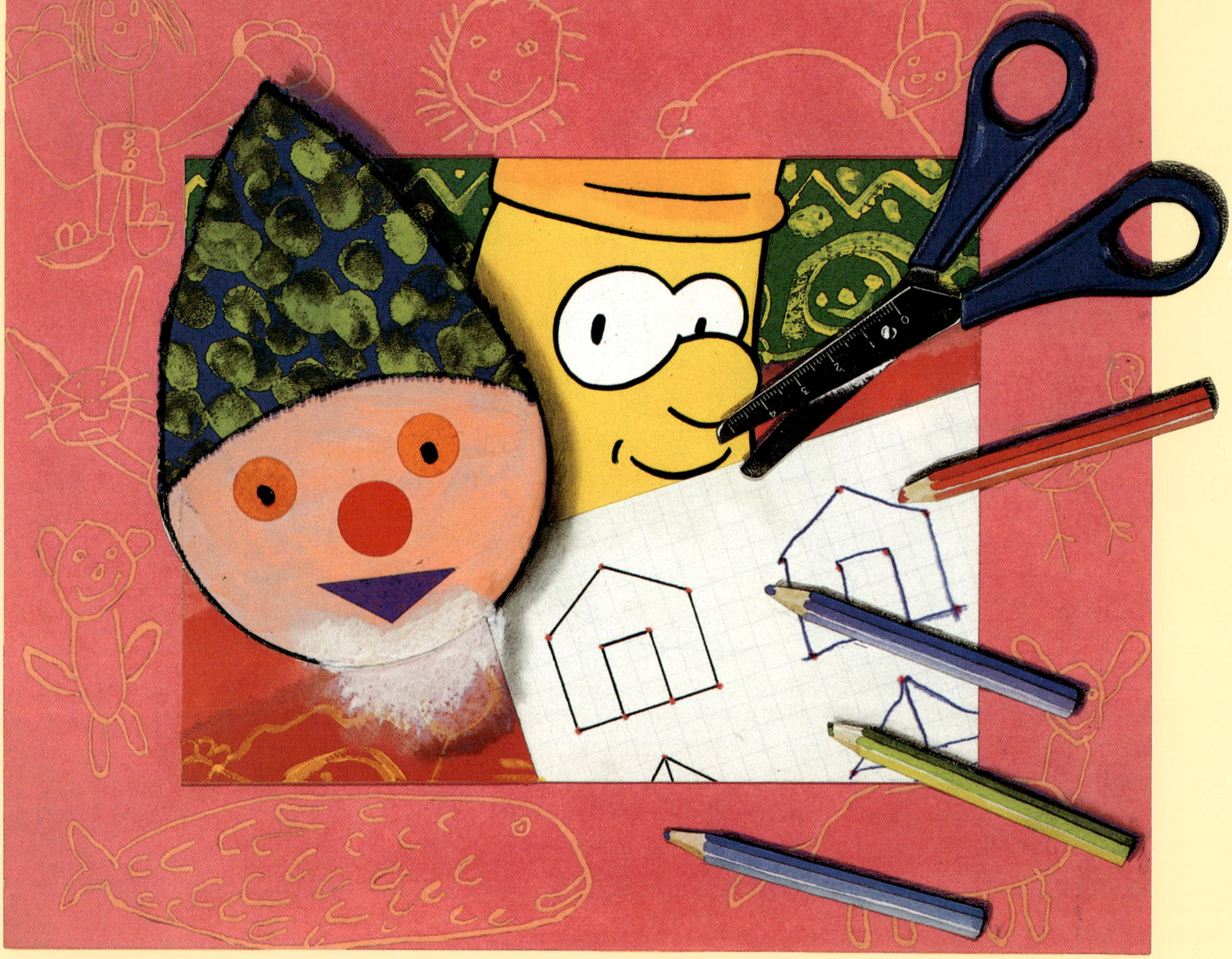

À l'hôpital, il y a une école.
Et maintenant que Manon se sent mieux,
elle peut y aller chaque jour.
L'institutrice est très gentille.
Manon fait des découpages et de beaux dessins.
Elle accroche les plus réussis au pied de son lit.
Avec maman, elle fait aussi de belles choses.

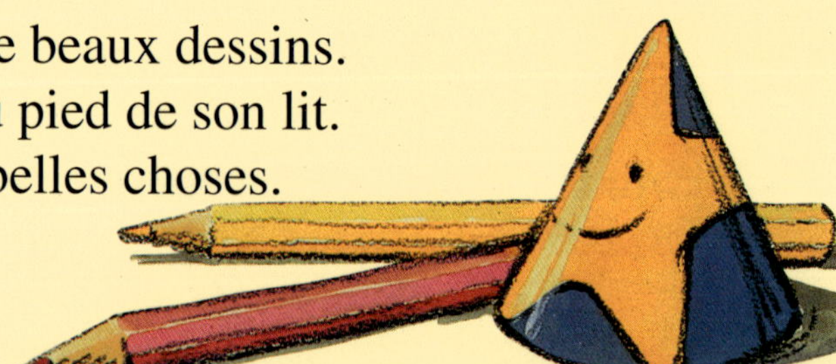

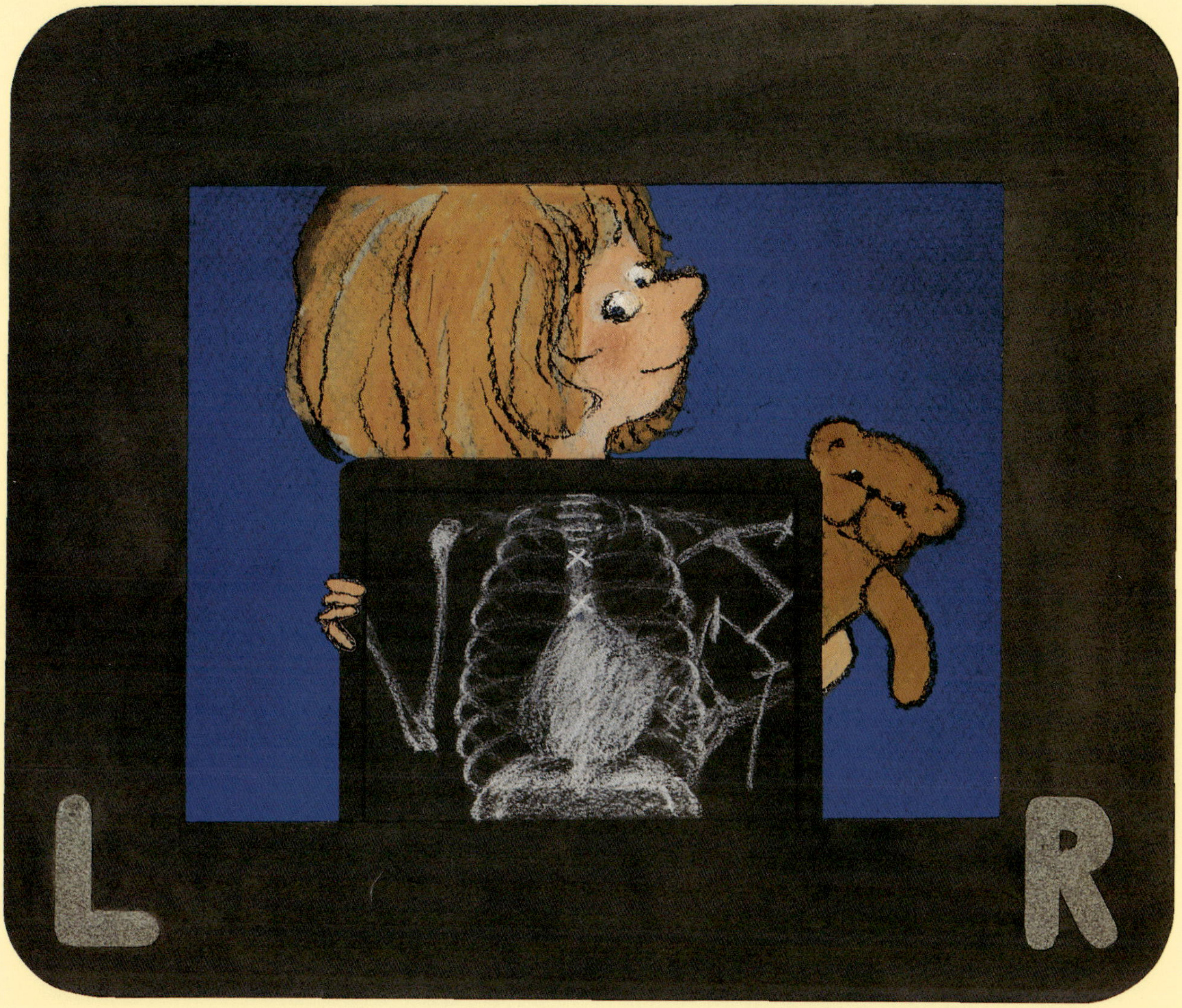

On a fait une photo de Manon.
Mais cette photo n'est pas ordinaire.
Les médecins peuvent y voir ses poumons.
Ensuite, ils examinent son cœur.
On peut regarder la photo sur une télévision.
Manon regarde aussi.
C'est drôle de voir ce qui se passe à l'intérieur.

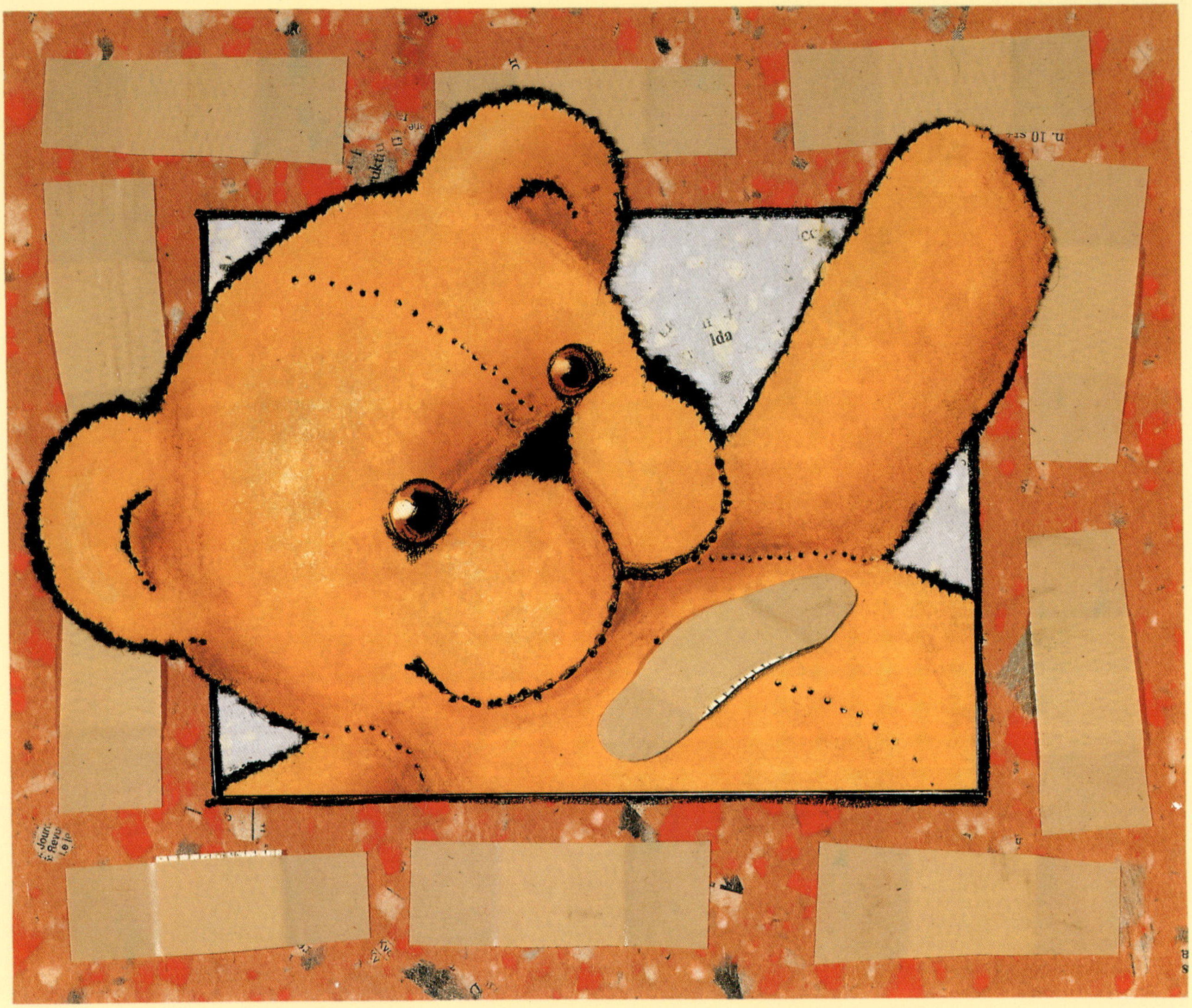

On a enlevé les petits tuyaux et les sparadraps.
On a demandé à Manon de souffler très fort.
Ça fait un petit peu mal.
Mais elle est très courageuse.
On a aussi enlevé les fils de Nounours.
Manon lui a collé un gros sparadrap sur le ventre.
Nounours est aussi courageux qu'elle.

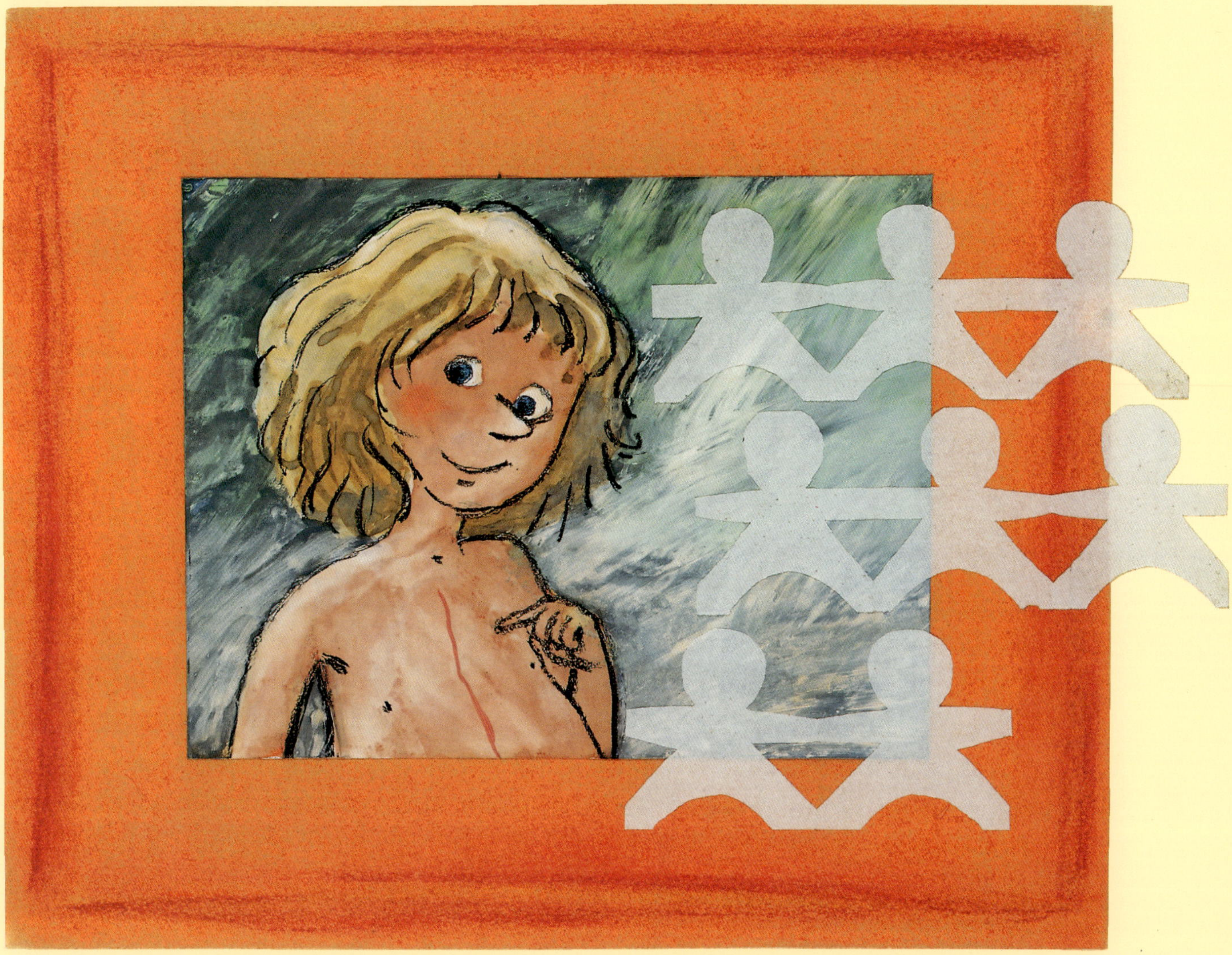

À présent, on ne voit plus qu'une longue cicatrice rose
qui s'étend de haut en bas sur la poitrine de Manon.
Maman y met de la pommade tous les jours.
"Bientôt, dit-elle, on ne verra plus qu'une petite ligne blanche."
Le frère de Manon ajoute : "S'il n'y avait pas de cicatrice,
tu ne serais pas là, toi non plus !"
Et ça, c'est bien vrai.

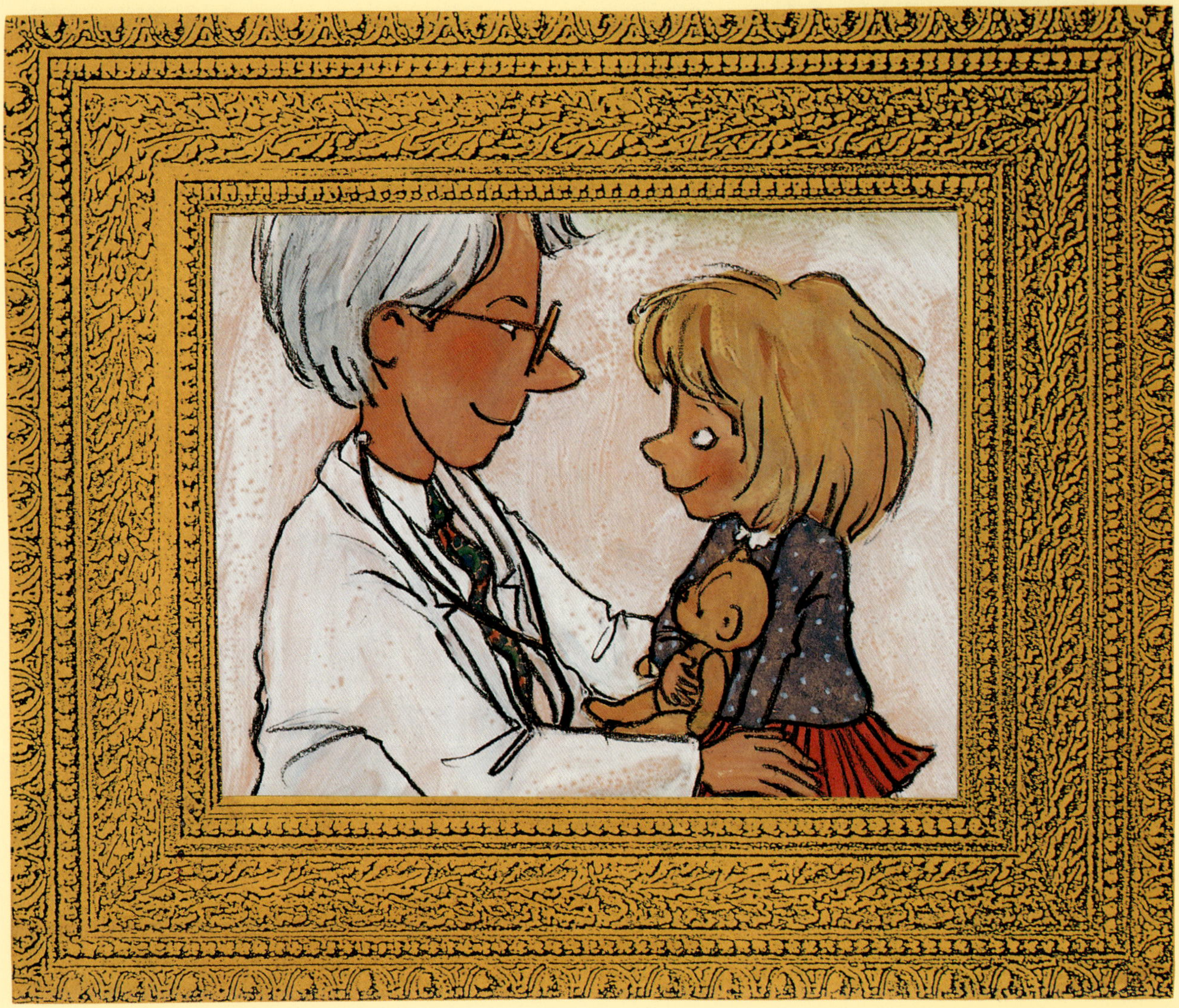

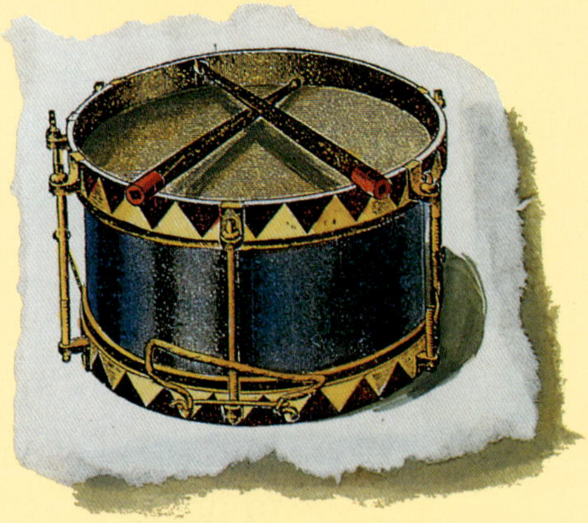

Le docteur a installé Manon sur ses genoux.
“Écoute un peu ton cœur maintenant”, dit-il.
Manon écoute : “Boum, boum, boum !”
“Ça résonne comme un tambour”, dit-elle.
“Exactement, dit le docteur, et c’est très bien.
Demain, tu rentres à la maison.”
Manon est très contente. Avant de partir,
elle fait un joli dessin pour le docteur.

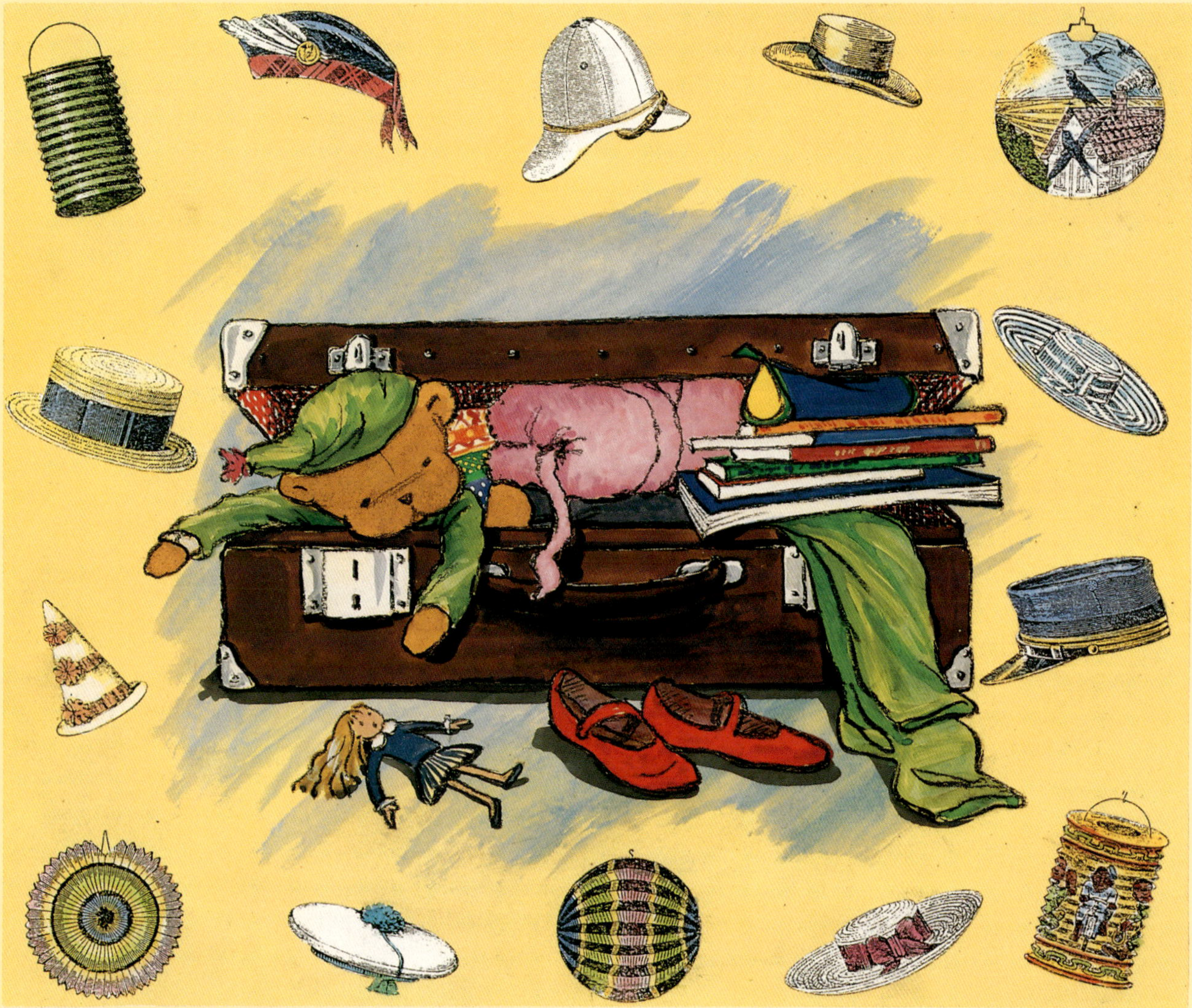

Manon rentre à la maison. Elle emporte avec elle ses vêtements,
toutes les cartes postales et tout ce qu'elle a reçu.
Nounours rentre aussi, bien sûr.
On ne peut presque plus fermer la valise !
Une grande fête attend Manon pour son retour à la maison.
À table, il y a un gros gâteau.
Ellc en mange avec papa, maman, son frère et sa sœur.
Et même le chien Snoopy a droit à sa part.